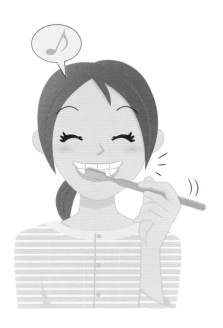

U0217125

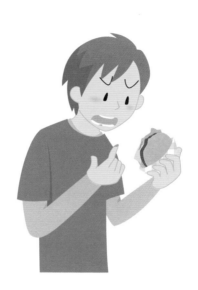

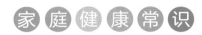

家庭健康常识

牙周炎防治超图解

[日] 渡边久 主编

王玉英 译

中国纺织出版社有限公司

图书在版编目（CIP）数据

家庭健康常识：牙周炎防治超图解 ／（日）渡边久主编；王玉英译. -- 北京：中国纺织出版社有限公司，2020.7

ISBN 978-7-5180-7417-4

Ⅰ．①家… Ⅱ．①渡… ②王… Ⅲ.①牙周炎—防治—图解 Ⅳ.①R781.4-64

中国版本图书馆CIP数据核字（2020）第079350号

原文书名：ウルトラ図解 歯周病
原作者名：渡辺久
ULTRA ZUKAI SHISHUBYO
© HISASHI WATANABE 2016
Originally published in Japan in 2016 by HOUKEN CORPORATION.
Chinese（Simplified Character only）translation rights arranged with
HOUKEN CORPORATION. through TOHAN CORPORATION, TOKYO.
本书中文简体版经HOUKEN CORPORATION.授权，由中国纺织出版社有限公司独家出版发行。
本书内容未经出版者书面许可，不得以任何方式或任何手段复制、转载或刊登。
著作权合同登记号：图字：01-2018-6172

策划编辑：汤 浩　　责任校对：韩雪丽
责任设计：晏子茹　　责任印制：储志伟

中国纺织出版社有限公司出版发行
地址：北京市朝阳区百子湾东里 A407 号楼　邮政编码：100124
销售电话：010—67004422　传真：010—87155801
http://www.c-textilep.com
中国纺织出版社天猫旗舰店
官方微博http://weibo.com/2119887771
北京通天印刷有限责任公司印刷　各地新华书店经销
2020年7月第1版第1次印刷
开本：880×1230　1／32　印张：4.75
字数：50千字　定价：39.80元

凡购本书，如有缺页、倒页、脱页，由本社图书营销中心调换

保护牙齿，健康快乐地生活

你了解自己口腔的状态吗？

在我们的口腔中，大概有500～700种细菌。由于刷牙不彻底等原因使口腔环境遭到破坏，口腔中的一部分细菌作恶就引起了牙周病。

日本人中，约70%20岁左右的人群及约90%40岁左右的人群中，就有牙周病的一些症状。牙周病是所有的人都有可能患上的疾病。牙周病的可怕之处在于，在不经意间进展，最后因此丧失牙齿。目前，牙齿丧失的原因占第一位的就是牙周病。

失去了牙齿，不只是饮食生活改变，外观也会改变，极大地影响人们的生活质量。并且，牙周病的影响不止局限于口腔，它既可与糖尿病、心肌梗死、脑血管意外等疾病并发，也会促使它们恶化。牙周病与全身健康都有着深刻的联系。不要因为牙周病是"口腔的问题"就不重视它。

尽管如此，也不必大惊小怪。掌握正确的知识，实施对策，牙周病还是可以预防的。并且，牙周疾病初期通过适当的治疗和护理是可以完全治愈的。重要的是和主治医生一起努力尽早治疗，决不放弃对每一颗牙齿的拯救。

本书从牙齿和牙周组织的基本知识到牙周病的发病机制、最新疗法以及防止复发的护理方法和生活习惯等需要注意的地方都做了详细介绍。

希望这本书对牙周病患者和他们的家人及牙齿和口腔有不适感的人们有所帮助，对想要使用自己的牙齿咀嚼一生的人们有所帮助。

东京医科齿科大学研究生院　医疗齿学综合研究科牙周病学领域 副教授
渡边久

第1章 需要了解的牙齿知识

第2章 牙周病是怎样的疾病？

第3章 牙周炎的治疗

第4章 用大家都能接受的方式治疗牙周炎

第1章

需要了解的牙齿知识

80%以上的成人与牙周病有关或患有牙周病。尽管是常见的疾病，也有许多人并不清楚牙齿及牙周组织会出现什么变化。所以，让我们开始学习牙齿的相关知识吧。

牙齿和口腔中，有这种症状吗？

牙周病自检

你觉得自己有牙周病吗？牙周病是一种导致牙齿丧失的严重疾病，但是常常不被人意识到。

"龋齿也没有，那牙齿是健康的！""每天都刷牙了，没问题啦"这样说的人，吃硬的东西很费劲，有口臭，有时感到牙齿周围不舒服，其实，这种不协调感可能就是由牙周病引起的。请试试检查一下有没有和右页相符的情况。

右页表中所列都是在日常生活中存在的问题，而实际上都可能是牙周病的症状。10个项目中，如果与多个相符，就有牙周病的嫌疑了。有多个项目相符，或任一项比较突出，恐怕牙周病已经进展颇深了，尽快去医院就诊吧。

尽管有"口腔发黏""食物塞牙"等不舒服的症状，但说着"上年纪了""体质的原因没有办法啊"就容易放弃。但是，如果接受牙周病的对症治疗，进行正确的护理，还是可以改善的。反之，"因为不是什么大事"而搁置了，不知不觉中牙周病就恶化了，最终有失去牙齿的危险。

即使是符合的项目很少或者症状很轻的人，也尽早去就诊，因为也可能存在自己没察觉到的征象。千万不要漏掉，要定期检查。

这些症状，不要漏掉！

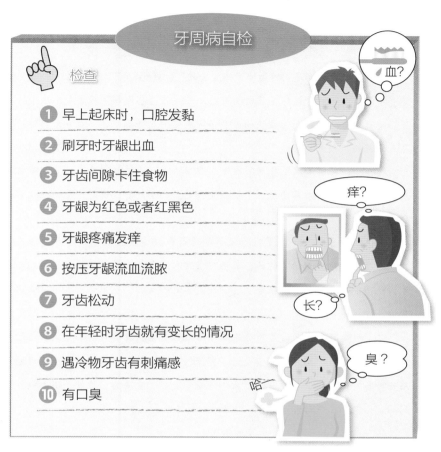

牙周病自检

☝ 检查

① 早上起床时，口腔发黏

② 刷牙时牙龈出血

③ 牙齿间隙卡住食物

④ 牙龈为红色或者红黑色

⑤ 牙龈疼痛发痒

⑥ 按压牙龈流血流脓

⑦ 牙齿松动

⑧ 在年轻时牙齿就有变长的情况

⑨ 遇冷物牙齿有刺痛感

⑩ 有口臭

血?

痒?

长?

臭?

哈——

以上十项，与多项相符，或者任一项症状比较突出时……

有牙周病嫌疑，马上就诊！

牙周治疗要遵循早期就诊的原则

你认为牙科医院是"因为牙齿痛才去的",是吗?

即便牙齿有不舒适感,"还没有到必须要治疗的地步"就置之不理了,到了影响日常生活时,因为症状的进展而去医院的人并不少见。放弃牙齿的治疗是百分百的"损失"。

近些年,大家了解了牙周病能给全身性疾病带来巨大影响。从牙周病能引发其他疾病,或者使其恶化,不仅要支付更多的治疗费,有时严重的症状甚至会危及生命。

不仅限于牙周病,在早期阶段尽早进行并接受适当的牙科治疗是很重要的。症状严重后接受治疗的话,其治疗费比初期会高出很多。一旦拔掉或削刮牙齿就不能恢复到原来的状态了。即便是再好的义齿,也不如自己本身长出的牙齿。

对于人类而言,牙齿是维持基本生活的好帮手。我们从食物中获取活动所需的能量。吃饭,用牙齿咀嚼是必不可少的。吃饭是一种乐趣。为了更好地享用各种各样的美食,用健康的牙齿细致咀嚼是非常重要的。此外,不太被注意到的是,我们在说话时也用到了牙齿。

接下来将详细说明丧失牙齿的原因。

可以失去这么重要的牙齿吗?

牙齿是健康生活中不可欠缺的

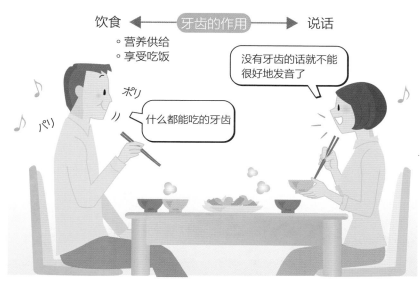

健康的牙齿是生活的保障

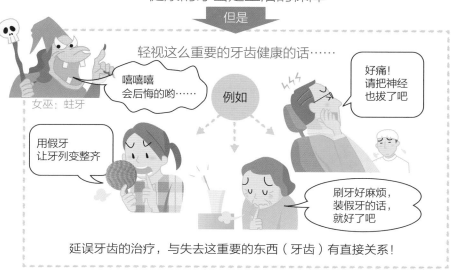

延误牙齿的治疗，与失去这重要的东西（牙齿）有直接关系!

5

造成牙齿丧失第1位的病因是牙周病

牙齿并非随着衰老而脱落

人上了年纪，身体就会出现各种各样的变化。与年轻时相比，肌肉减少、毛发的数量减少都说是自然现象，将丧失牙齿看作自然现象的人也不少。

通常，人类有28颗恒牙（不包括智齿）其中，上颌14颗，下颌14颗。然而，65～70岁的人群里拥有20颗以上牙齿的人大幅减少，残存牙齿年龄增长也在减少（日本厚生劳动省"2011年齿科疾病实况调查"）。在高龄者中，准确地说使用假牙的大有人在。

然而，造成牙齿丧失第1位的原因是牙周病，第2位是龋齿，这两项占总体的3/4。总之，高龄者并非是随着年龄增长，牙齿和牙龈弱化而自然脱落的，而是由于牙周病和龋齿的原因，牙齿和牙龈状态恶化，最终失去牙齿的人不在少数。

随着年龄的增长，牙齿减少的人在增多，其原因是：恒牙一旦失去就不会再生长出来了，这是牙周病成为导致牙齿丧失的疾病的特征。

牙周病被称为"silent disease（安静的疾病）"，多半是初期没有明显的症状后期不断进展。初期牙龈炎时没有察觉症状，不知不觉中几年间牙周病进展，有很多直至恶化到牙齿丧失的案例。

接下来将详细说明日本牙周病的实况。

恒牙　乳牙脱落后长出的牙齿，通常有32颗。6岁左右开始萌出，到30岁左右长齐。但是后磨牙从一开始就是恒牙。

丧失牙齿的原因，比起年龄增长，患有牙周病的人更多

■ 各年龄段拥有20颗以上牙齿的比例变迁 ■

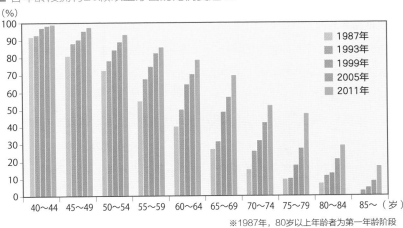

※1987年，80岁以上年龄者为第一年龄阶段

■ 个人现在平均牙齿数 ■

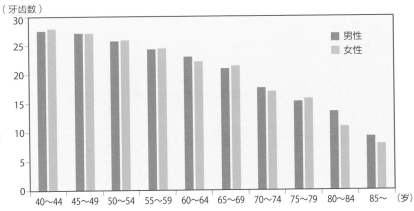

※据日本厚生劳动省"2011年齿科疾病实况调查"

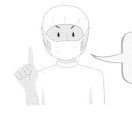

牙周病有很多是在不知不觉中进展、恶化甚至丧失牙齿的案例。

80%的日本人都患有牙周病

日本成年人群中80%患有牙周病，这是个令人震惊的数字。这是有牙结石或出现牙周袋、轻微刺激导致出血等各种牙周病征兆的人所占的比例，而在45～49岁的人群中高达约87%。此外，有4毫米以上牙周袋也就是更严重牙周病症状的人，45岁以下人群占据了很高的比例（据日本厚生劳动省"2011年齿科疾病实况调查"）。

出现有必要进行牙龈治疗症状的牙周病患者数，据推测大约在9400万人以上。对于大多数日本人来说，牙周病治疗完全是个人行为。然而，现在在牙科医院接受治疗的患者数只有260万人左右。很多人即使真的有牙周病也没有察觉，或者即使察觉了也并不进行治疗。

可怕的是，正如上述所说牙周病是安静的疾病，悄无声息地进展，很多最终恶化导致无法挽回。归根结底，现在处于工作阶段的大多数人，因为牙周病而慢慢失去牙齿的可能性提高了，并不是在变老之前就不用担心牙周病了。

牙周病进展的个体差异很大，我们了解到即使同一年龄段、相似的环境、相似的饮食生活，恶化和并不影响生活的人同时存在。也有小学生中患有牙周病的案例。

为了降低不知不觉中丧失牙齿的危险性，对牙周病实施对策，守护自己牙齿的健康。

接下来请看关于牙齿守护方法的内容。

 用语解说　　牙周袋　牙齿和牙龈间的缝隙因为疾病变大、变深所形成的。

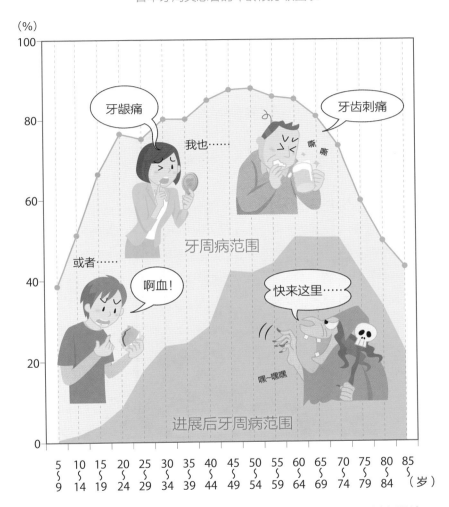

牙周病的恶化随年龄进展

日本牙周炎患者的年龄段分级图表

※据日本厚生劳动省"2011年齿科疾病实况调查"

人类度过一生后，会留下20颗自己的牙齿

虽然牙齿脱落不是老化现象这件事我们已经说过了，但是上了年纪后，残存牙齿数减少确是事实。一生之中，很难保证自己的牙齿不脱落。

在瑞典，80岁人群的平均残存牙齿数量有25颗。然而，曾经瑞典患有牙周病或龋齿的人也很多，丧失牙齿的高龄人士也不少。而现在成为一生中大部分牙齿都不会丧失的真正理由是，瑞典的"预防牙科"。

所谓预防牙科，不是对患上龋齿或牙周病后的治疗，而是通过发病前的护理来预防疾病的观点。瑞典政府从20世纪70年代开始就向国民普及并奏效了。同样有着根深蒂固预防牙科想法的荷兰和丹麦，80岁人群的残存牙齿数量也达到了20颗以上。

在日本，1992年起为了使预防牙科的观点深入人心，"8020运动"被提倡和推行。所谓8020，意思就是即使到了80岁也能保留20颗以上自己的牙齿。

平均残存牙齿数正在逐渐改善，2011年度80岁人群保证拥有20颗以上自身牙齿的比例为38.3%，比2005年的24.1%大幅增加。目前在40～60岁人群中，残存牙齿数在20颗以上的超过90%。

总之，现在仍保持拥有自身牙齿的人们，为了不失去它们而进行正确护理的话，8020是有可能实现的。

可是，为什么留有20颗牙齿是有必要的呢？接下来将说明它的理由。

残存目标牙齿数 20 颗！

在瑞典预防牙科的观点深入人心

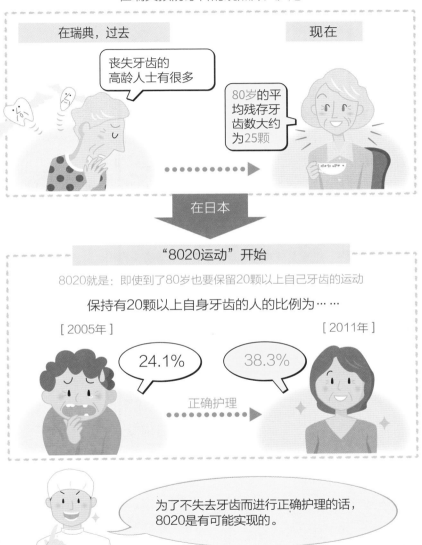

在瑞典，过去

丧失牙齿的高龄人士有很多

现在

80岁的平均残存牙齿数大约为25颗

在日本

"8020运动"开始

8020就是：即使到了80岁也要保留20颗以上自己牙齿的运动

保持有20颗以上自身牙齿的人的比例为……

[2005年]

24.1%

[2011年]

38.3%

正确护理

为了不失去牙齿而进行正确护理的话，8020是有可能实现的。

牙齿在生活中起到怎样的作用？

只有牙齿健康，才能"咀嚼"和"说话"！

让我们来研究一下牙齿的功能吧。

首先要提到的是"咀嚼"功能。牙齿将食物咬断、咬碎并用后磨牙研磨，这不只是为了吃进去东西，对于消化而言也是重要的一步。

为了仔细地咀嚼，牙齿数量是很关键的。调查（日本厚生劳动省"国民健康、营养调查"）结果显示有20颗以上牙齿的人比牙齿数量在19颗以下的人，什么都能吃的人数更多。

牙齿颗数减少，能吃的食物受限，营养容易不均衡。另外，咀嚼对大脑的刺激是不容忽视的。而且每天的饮食不只是为了营养供给，也是生活的乐趣所在，是与朋友家人交流的机会。

牙齿的另一个重要作用是说话，人在发音时会用到牙齿。s音、t音等，是舌头抵住前牙所发出的。后磨牙丢失的话，h音和l音就难以发准。此外，牙列异常，如下颌前突（地包天，"咬合不正"的一种），f和v的音也很难发准。

牙齿同样影响着容貌外观和表情。小时候牙齿排列不好或者有蛀牙，只用左右某一侧牙齿咀嚼，这样会影响容貌。成年以后，由于龋齿或牙周病，左右牙齿使用不均衡，咬合关系和牙列被破坏，会出现颞下颌关节症之类的症状。咬合关系不好不仅会使咀嚼食物有困难，对于全身平衡甚至姿势的负面影响也不容忽视。

 用语解说 　**颞下颌关节症**　颞下颌关节因为一些原因或功能低下而引起的一些障碍，如下颌疼痛、张口困难、关节弹响等。

丧失牙齿的三大影响

1 说话困难

前牙丧失难以发出s和t音，后牙丧失难以发出h和l音

不能清楚地说话了

？

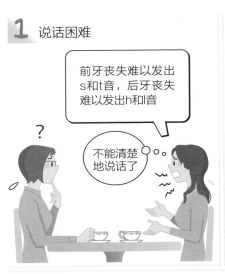

2 对容貌的影响

影响脸部外观和表情

我的脸变了

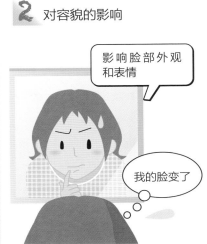

3 不能仔细咀嚼（吃饭不再愉快）

不能仔细吃东西

真是够了！

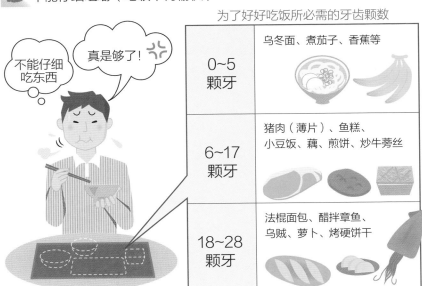

为了好好吃饭所必需的牙齿颗数

0~5颗牙	乌冬面、煮茄子、香蕉等
6~17颗牙	猪肉（薄片）、鱼糕、小豆饭、藕、煎饼、炒牛蒡丝
18~28颗牙	法棍面包、醋拌章鱼、乌贼、萝卜、烤硬饼干

13

牙齿有超出外表的复杂结构

牙齿的数量和功能

人类从出生后6个月左右开始长牙，乳牙有20颗，恒牙有32颗。恒牙萌出后，就不再有新生的牙齿了。最近，长智齿的人增多，虽然也有恒牙少于32颗的人，但基本上人们都拥有32颗恒牙，用来饮食、说话。

32颗恒牙形态和功能各异，大致可分为3类。从中线开始，用于切断食物的平的"切牙"，用于切碎食物的有尖儿的"尖牙"，用于磨碎食物的臼状的"磨牙"。这些牙齿通常在上下颌组合式生长着。例如，上颌的犬牙与下颌的犬牙及第一前磨牙咬合，能将食物干净利落地切开。

正常的咬合对于咬断食物并磨碎是很重要的。此外，还和发音及脸的外形、姿势有关。即使只是失去了1颗牙齿，置之不理的话，对应牙齿的咀嚼功能也不能发挥出来。此外，据说牙齿在咀嚼时承受和自己的体重差不多的压力，两侧的牙齿承受相应的压力，朝着间隙移位，因此，会改变原有的咬合关系。

牙齿的构造看起来比外表复杂，形成的很好。而且，每次咀嚼都要承受和自己体重差不多的压力，那么，牙齿究竟是怎样的构造呢？接下来请看。

 用语解说　乳牙　出生后6个月左右开始生长的牙齿。通常有20颗，2～3岁时长齐。6岁左右开始掉牙，取而代之的是恒牙。

牙齿的形态和功能

牙齿的种类和功能

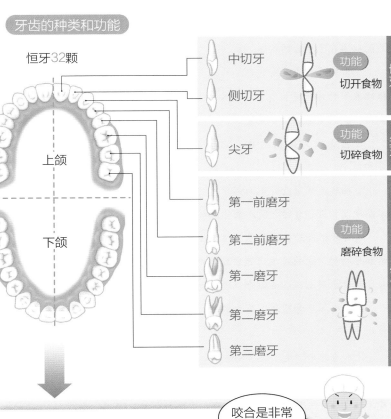

恒牙32颗

上颌

下颌

中切牙	功能 切开食物	切牙
侧切牙		
尖牙	功能 切碎食物	尖牙
第一前磨牙	功能 磨碎食物	磨牙
第二前磨牙		
第一磨牙		
第二磨牙		
第三磨牙		

咬合关系

咬合是非常重要的!

[正常的咬合：1颗牙齿与2颗牙齿咬合]

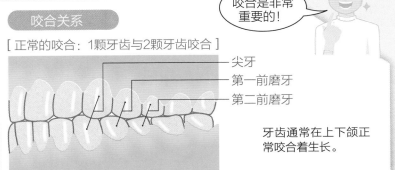

尖牙
第一前磨牙
第二前磨牙

牙齿通常在上下颌正常咬合着生长。

牙齿由四种组织构成

牙齿在每次咀嚼时都承受了与自己的体重相当的压力，能耐受住这强大压力的秘密在于牙齿的构造。

牙齿从外面能看到的部分称为"牙冠"，长在牙龈中的称为"牙根"，牙根比表面的牙冠更长，正好刺入牙龈。牙龈一般被称作粉红色黏膜，也叫"牙肉"，在它下面有"牙槽骨"。

牙齿由四种组织构成，它们是"牙釉质""牙骨质""牙本质"和"牙髓"。

牙釉质是牙冠最外侧的部分，白色的、非常坚硬的组织，比铁还要硬，和水晶硬度相近。牙齿之所以被称为人体最坚硬的部分就是因为牙釉质的坚硬。

通常牙根最外侧覆盖着的组织被称为牙骨质。它与骨骼构造相同，连接牙齿和牙槽骨。它的硬度比起牙釉质要软，但是也很结实，能支撑牙齿。牙骨质和牙槽骨之间有一层被称为"牙周膜"的软组织。

牙釉质和牙骨质之下是牙本质。牙本质比牙釉质软，可以说是牙齿的主体组织。

牙本质的中心是牙髓。牙髓是血管和神经聚集的组织。

龋齿进行至牙釉质内部的牙本质时，因组织柔软而易被侵蚀、破坏，另外，进行至牙髓时因为有神经存在，会感到疼痛。

接下来让我们详细地看一看牙髓。

牙齿和周边组织

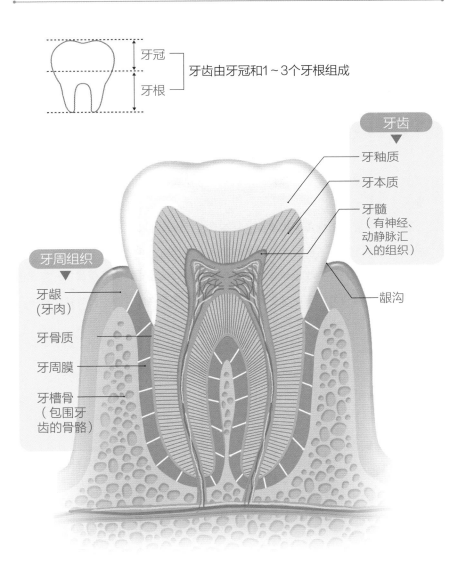

牙冠

牙根

牙齿由牙冠和1～3个牙根组成

牙齿
- 牙釉质
- 牙本质
- 牙髓（有神经、动静脉汇入的组织）
- 龈沟

牙周组织
- 牙龈（牙肉）
- 牙骨质
- 牙周膜
- 牙槽骨（包围牙齿的骨骼）

牙髓是牙齿的生命线

牙髓是由神经和毛细血管组成的组织，对牙齿起到了非常重要的作用。

首先它能将对牙齿的刺激传至大脑，借助这个功能吃饭时能感知到食物的软硬度及温度，就能正常吃饭了。另一个重要的作用是运输氧气和营养。

牙齿是非常坚硬的组织，恒牙萌出后外形就基本不变了，因此可能就不怎么会意识到这是活生生的组织了。然而，牙齿确实是活生生的组织。

牙齿的组织中，牙釉质一旦生成就不能再生了，牙本质能像骨骼一样缓慢再生。牙髓里的毛细血管为此运输氧气、营养成分，构成牙本质的成牙本质细胞和免疫细胞。

龋齿进展至牙髓后，疼痛剧烈时会采取"去除牙神经"的治疗。没有牙髓的话，那颗牙齿就不能向牙本质供给新的营养，因此牙齿将会变得脆弱，容易折断、裂开。此外，拔除牙髓的牙齿可以说是"已经死掉的"组织了，因此也会发生变色的情况。所以除去牙神经的治疗仅限于确实有必要的时候，为了尽可能地避免，早点接受牙科治疗是很重要的。

由于技术的进步，假牙和充填材料质量一年比一年好，但终究不是天生的。原因是牙齿是活生生的组织，牙髓可以说是守护牙齿生命的组织。

接下来会介绍支撑牙齿的牙龈和牙槽骨。

用语解说　**免疫细胞**　发现并攻击侵入体内的病毒或细菌等病原体，有保护身体作用的细胞。例如：巨噬细胞、淋巴细胞、树突状细胞等。

牙髓是支撑牙齿的生命线!

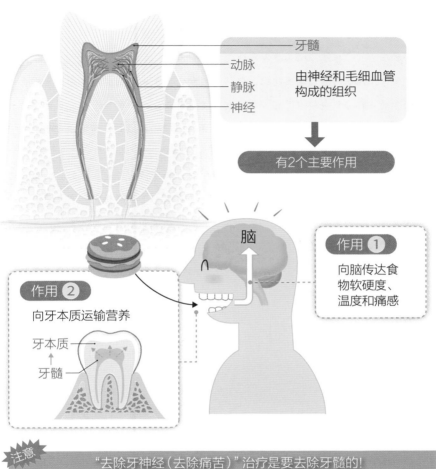

牙髓
动脉
静脉
神经

由神经和毛细血管构成的组织

↓

有2个主要作用

脑

作用 1

向脑传达食物软硬度、温度和痛感

作用 2

向牙本质运输营养

牙本质
牙髓

注意

"去除牙神经(去除痛苦)"治疗是要去除牙髓的!

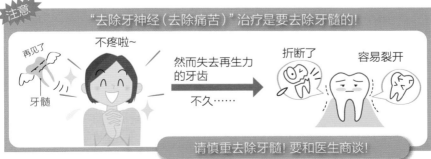

再见了
牙髓
不疼啦~

然而失去再生力的牙齿
不久……

折断了
容易裂开

请慎重去除牙髓! 要和医生商谈!

守护牙齿的组织：牙龈和牙槽骨

关注一下支撑牙齿的周围组织。

如上所述，每次咀嚼时牙齿都承受了相当于自己体重的压力，为了承受住那种压力，"根基"必须要牢牢地支撑住牙齿。

作为根基的牙齿周围组织，包括牙龈和它之下的牙槽骨两部分。牙槽骨是颌骨的一部分，包绕在牙根周围，起到支撑作用，故而称为牙槽骨。牙槽骨和其他骨骼一样，通常由破骨细胞介导的骨组织破坏和由成骨细胞介导的再生重复进行来维持其形态。

牙龈是被覆盖于牙槽骨表面的黏膜组织，和牙槽骨一起支撑牙齿，防止食物残渣进入牙齿和牙槽骨的间隙。牙龈在健康状态下呈淡粉色，有大量毛细血管通过，由血管运输的免疫细胞消灭口腔中的细菌和毒素。总的来说，牙龈有守护牙齿和牙槽骨的屏障功能。

牙齿即使再坚硬结实，牙槽骨和牙龈也必须要牢固结实。患上牙周病时，牙龈红肿，变为紫色，结果变得松松软软。牙龈有炎症的状态下，屏障功能就会下降。

牙龈出现炎症后，细胞因子等物质产生，促进牙槽骨破骨细胞的破坏功能。于是，破骨细胞介导的破坏和成骨细胞介导的再生之间的平衡被打破，只有骨质的吸收、破坏。这就是"由于牙周病造成牙槽骨溶解"的状态。

这样的话，牙槽骨薄弱了，就不能牢牢地支撑牙齿了。这就是牙周病使牙齿丧失的原因。

接下来会说牙周膜。

用语解说 **破骨细胞、成骨细胞** 为了形成新骨而工作的细胞。破骨细胞放出酸和酶进行旧骨的破坏，成骨细胞制造骨胶原，钙附着在这上面由此形成新骨。

牙周病破坏牙齿平衡的机制是什么？

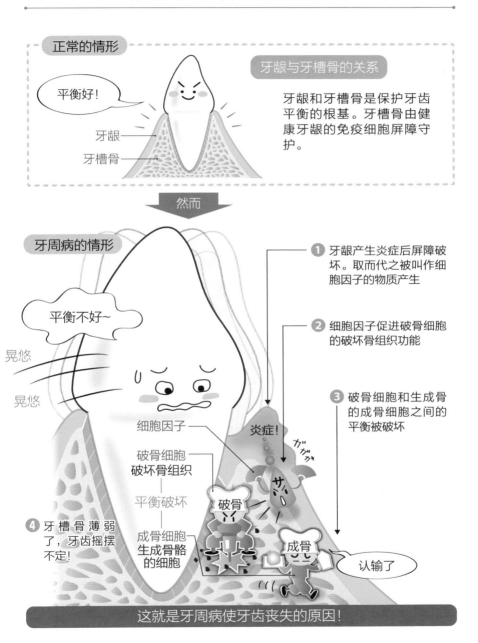

连接牙龈和牙槽骨的"牙周膜"

牙根和牙槽骨之间细小的间隙（牙周膜腔）内有牙周膜存在，是厚度仅0.15~0.38mm的非常薄的膜，它对于牙齿健康的守护起到了不可欠缺的作用。

牙周膜也被称为"牙周韧带"，是由胶原蛋白、纤维等结实的纤维组织构成的纤维结缔组织。其中纤维占40%~50%，并含有细胞和血管。

牙周膜覆盖在牙根的牙骨质上。仔细看的话，向着不同方向的纤维聚集在一起，连接牙齿和牙槽骨。在牙槽窝中就像吊床一样将牙齿悬挂起来并支撑着。

牙齿不能轻易拔出的原因也包括与牙周膜相连接的程度。另外，牙周膜也对牙根和牙槽骨起到缓冲作用。

咀嚼时坚硬的牙齿和牙槽骨直接碰撞的话冲击力很强，会相互伤害。拥有弹力良好的牙周膜，每次咀嚼牙齿只需要轻微上下活动，就能使冲击力缓和。

牙周膜中有叫作"牙周膜感受器"的神经的一端，在这里捕获咀嚼食物时的刺激，向大脑传递。通过这些刺激，我们在不知不觉中判断出食物的软硬，调整咀嚼力。

牙周病是牙周膜伴随着牙槽骨损伤的疾病，牙齿丧失的话，牙周膜也就丧失了。不管是怎样的假牙，凭借现在的技术，都没有能完全替代牙周膜作用的东西。种植牙等由于没有牙周膜，被指出有咀嚼过多的弊端。

用语解说 　种植牙　为了补上失去的牙齿，通过外科手术在颌骨内埋入人工牙根，以此作为根基戴上人工牙齿的治疗方法。或者说是埋入的人工牙根。

牙周膜的三大主要作用

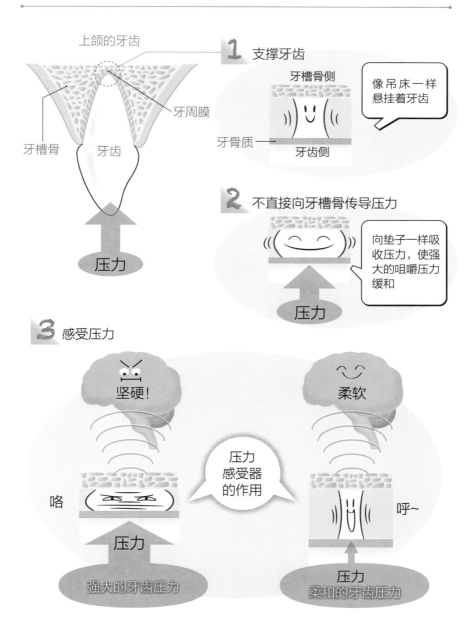

上颌的牙齿

牙周膜

牙槽骨   牙齿

压力

1 支撑牙齿

牙槽骨侧

牙骨质

牙齿侧

像吊床一样
悬挂着牙齿

2 不直接向牙槽骨传导压力

向垫子一样吸收压力，使强大的咀嚼压力缓和

压力

3 感受压力

坚硬!

柔软

咯

压力

压力
感受器
的作用

呼～

强大的牙齿压力

压力

压力
柔和的牙齿压力

唾液能清洁牙齿并引起再钙化

就牙齿和牙齿周边组织来说，对它们健康不可或缺的东西，就是"唾液"。

正如见到梅干唾液就分泌出来一样，进食时唾液也会自然而然地分泌出来。唾液在吃饭以外的时间通常也会分泌，分泌量被认为每天在1~1.5升。

唾液的作用有：进食时大量分泌，提供水分防止黏膜受伤，使食物容易咽下，通过唾液中含有的消化酶促进消化等，众所周知都是与"饮食"相关的事情。然而，唾液在饮食以外的时间也分泌，有清洗口腔的作用。由于压力等原因唾液分泌减少，口腔干燥，清洗作用下降，就会产生口臭了。

另外，口腔中通常近中性弱酸性，进食后食物残渣等作为诱饵，在细菌的作用下口腔趋于酸性。唾液有使其回到中性的作用。口腔趋于酸性的话，牙齿结晶被分解，钙等矿物质脱出的"脱钙"现象发生。唾液也有使它们再次在牙齿上沉积的作用，这被称作牙齿的"再钙化"。

每次进食时钙从牙釉质脱出，在唾液的作用下再钙化，牙齿被修复。因为牙釉质是自身无法再生的组织，通过再钙化的修复非常重要。这种脱钙和再钙化的平衡被破坏，由于脱钙的进行牙齿会被溶解，就是蛀牙。反过来讲，为了防止蛀牙，唾液是不可欠缺的。

下面，会详细介绍关于牙菌斑也是妨碍牙齿再钙化的原因之一的内容。

 用语解说　消化酶　包含在唾液和消化液中，分解糖类、蛋白质、脂肪等，使营养在消化器官中容易吸收的酶。

牙齿和唾液的密切关系

唾液由腮腺、下颌下腺、舌下腺分泌
唾液带给牙齿的作用是"再钙化"

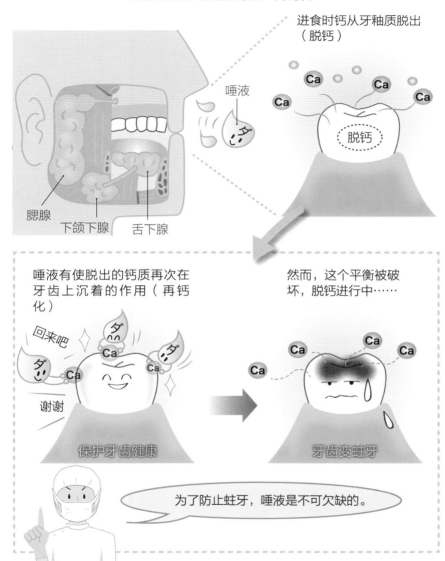

进食时钙从牙釉质脱出
（脱钙）

脱钙

唾液

腮腺　下颌下腺　舌下腺

唾液有使脱出的钙质再次在
牙齿上沉着的作用（再钙
化）

回来吧

谢谢

保护牙齿健康

然而，这个平衡被破
坏，脱钙进行中……

牙齿变蛀牙

为了防止蛀牙，唾液是不可欠缺的。

口腔中的细菌威胁着牙齿健康

牙菌斑是穷凶极恶的细菌群体

牙菌斑是附着牙齿表面的白色或者黄色的黏性物质，也叫作"牙垢"。牙菌斑是威胁牙齿健康的元凶。牙菌斑看起来像是食物残渣，实际上是细菌块。约70%~80%的牙菌斑是细菌，剩下的是葡聚糖等黏性物质。

牙菌斑是由进食后口腔内残留的食物残渣作为饵料而增殖的细菌聚集形成的。1mg（1g的千分之一）的牙菌斑里被认为存在1亿以上的细菌。口腔内存在的细菌在牙齿上附着，容易在牙齿和牙龈边界以及牙齿的间隙、白齿的咬合面等唾液流通不畅的地方附着并增殖。

牙菌斑中被认为有500种细菌存在，被认为是龋齿主要致病菌的变形链球菌就存在于易于附着牙齿表面的牙菌斑中。牙菌斑牢牢附着于牙齿，唾液和漱口都不能使其脱落，有必要用牙刷和牙线等去除。

附着于牙齿的牙菌斑，两天左右与唾液中的钙和磷酸等结合开始变得坚硬，两周左右形成"牙石"。牙石在表面形成细小的凹陷，成为细菌的栖息地。牙菌斑通过刷牙去除，形成牙石的话必须去齿科医院去除。

牙菌斑的问题与牙周病和蛀牙有很深的联系。

接下来将说明这一机制。

 用语解说　　**变形链球菌**　作为蛀牙原因的球菌。在牙齿表面附着，从食物中的糖分中产生酸，溶解包含在牙齿中的钙和磷，导致牙齿变得脆弱。

威胁牙齿健康的元凶——牙菌斑

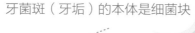

牙菌斑（牙垢）的本体是细菌块

1mg（1g的千分之一）的牙菌斑里
有1亿个左右的细菌。

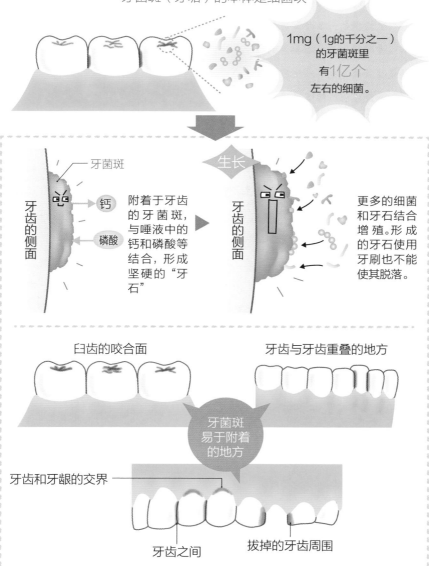

牙菌斑

钙

磷酸

牙齿的侧面

附着于牙齿的牙菌斑，与唾液中的钙和磷酸等结合，形成坚硬的"牙石"

生长

牙齿的侧面

更多的细菌和牙石结合增殖。形成的牙石使用牙刷也不能使其脱落。

臼齿的咬合面

牙齿与牙齿重叠的地方

牙菌斑易于附着的地方

牙齿和牙龈的交界

牙齿之间

拔掉的牙齿周围

牙菌斑的聚合体"生物膜"是导致疾病的原因

听说过"生物膜"这个词吗？

生物膜是由多种细菌聚集并附着于物体表面的膜状物。例如，附着于厨房和浴室的排水沟、有黏液的膜也是生物膜。前面提到的牙菌斑增殖形成的膜状物是生物膜（也有人把牙菌斑作为生物膜的一种）。

虽说牙菌斑能够通过刷牙等物理方法除去，但是牙菌斑如果不阶段性脱落的话，就会造成细菌增殖，形成附着力更强的生物膜。问题是生物膜具有使抗菌剂、抗生素、白细胞等免疫细胞都不能通过的特性。

通常，牙齿和周边组织被唾液中含有的抗菌物质和由血液运输而来的免疫细胞等所守护，但是一旦形成生物膜，这一机制就不起作用了。结果就成为了牙周病和蛀牙的致病菌增殖的温床。换言之，生物膜可以说正是疾病产生的原因。

另一个问题是，虽说是牙齿上附着了牙菌斑，但这并不意味着很快就会出现什么症状，因此往往被忽略。在牙周病和蛀牙的发生、发展过程中，有很多是因为牙齿和牙龈被腐蚀了才去治疗的病例。

生物膜和牙石一样，早点去牙科医院清除是非常重要的。

接下来将详细介绍牙周病是怎样发病和恶化的。

细菌的巢窟——生物膜

由牙菌斑增殖形成的薄膜是生物膜，膜中成为细菌的巢窟

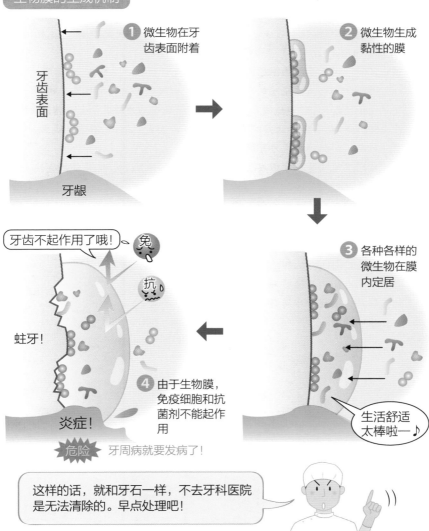

生物膜的生成机制

① 微生物在牙齿表面附着

牙齿表面

牙龈

② 微生物生成黏性的膜

③ 各种各样的微生物在膜内定居

生活舒适太棒啦—♪

牙齿不起作用了哦！ 兔

抗

蛀牙！

④ 由于生物膜，免疫细胞和抗菌剂不能起作用

炎症！

危险 牙周病就要发病了！

这样的话，就和牙石一样，不去牙科医院是无法清除的。早点处理吧！

牙周病是认知障碍的病因之一

根据以往的经验可知，牙齿的状态为高龄人士的高质量生活QOL（quality of life）带来很大的影响。

第一，由于牙周病等原因的影响而丧失牙齿。

因为牙齿丧失后能吃的食物被限制，出现营养失调的现象，也损害了吃饭的乐趣，所以造成很坏的影响。而且咀嚼的刺激向大脑传递，产生神经递质，有保持认知能力的作用。牙齿丧失，这一刺激也会减少。

第二，牙周病被认为可能会影响认知能力。

牙周病通常是在牙龈发生炎症状态产生的疾病。引发炎症的毒性物质从牙龈的血管中侵入，由血液承载被运送至大脑。这对脑细胞有一些不好的影响，认知力会下降。

实际上从用老鼠做的实验来观察，牙周病被认为是认知障碍的一种阿尔茨海默病的恶化因子。

虽然牙周病与认知症的关系还有尚未明确的部分。但是，要预防牙周病却是很明确的。

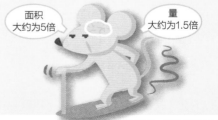

在老鼠中做"牙周病和认知能力"的实验

○ 被认为是阿尔茨海默病的原因
测定蛋白质（β－淀粉样蛋白）

○ 患牙周病的老鼠中，β－淀粉样蛋白的沉积面积大约为正常的5倍，量大约为1.5倍。

面积
大约为5倍

量
大约为1.5倍

名古屋市立大学研究生院　道川诚教授研究团队

第 2 章

牙周病是怎样的疾病？

本章将要解说牙周病的发病原因是什么，是怎样进展的。以及如何预防，如何应对牙周病等内容。

牙周病是"传染病"

牙周病是日本人丧失牙齿的第1位原因。现在认为80%的日本人都患有牙周病，可以说是谁都有可能患上的比较熟悉的疾病，可能会给健康和生活带来很大的影响。

牙周病是在牙齿周围支撑牙齿的组织即"牙周组织"，被炎症侵犯、破坏所致的疾病。其原因是细菌。大多被总称为"牙周病细菌"，病原菌被认为有大约30种。牙周病就是由于感染这些细菌而产生的疾病。

牙周病细菌从性质上被分为两大类。

附着在牙龈表面引起炎症的细菌群和在牙齿和牙龈凹陷部分的"牙周袋"增殖的细菌群。前者的细菌群引起牙龈的炎症"牙龈炎"，发生牙龈炎的牙龈变红变紫。

对牙龈炎置之不理的话，牙齿和牙龈间会形成间隙，形成牙周袋。然后喜欢在牙周袋中生活的牙周病细菌增殖，分泌毒素和酶，攻击和破坏牙槽骨。

因为大多数牙周病细菌是不喜欢氧气的厌氧菌，所以在牙周袋里安居的牙周病细菌更容易增殖，越来越向深处进展，最终破坏牙槽骨。

接下来讲述与牙周病细菌作战的自身免疫细胞的相关内容。

用语解说 　厌氧菌　生活在缺氧环境中的细菌。只能在缺氧，甚至是无氧环境中生存的细菌。

牙周病是细菌攻击牙龈和牙槽骨的疾病

牙周病是细菌攻击牙龈和牙槽骨的疾病，进行攻击的牙周病细菌大约有30种。按性质大致被分为两大类型

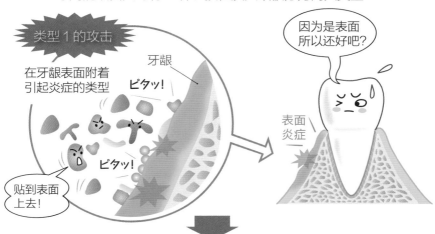

然而，对牙龈炎置之不理的话，牙周病细菌将会进行连续攻击！

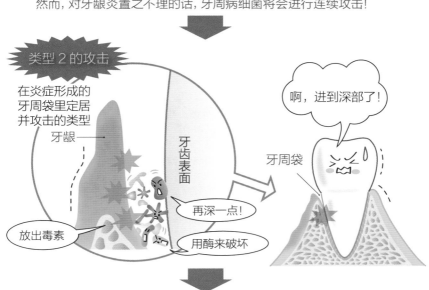

接着连续攻击向牙周袋的更深处进行，向牙槽骨的破坏进展

和牙周病细菌作战的自身免疫细胞

造成牙周病原因的细菌附着在牙齿上，然后甚至溶解牙槽骨，我们的身体不会毫无反应。

在人体中，病原菌等异物侵入体内时，有击退它们的系统称之为"免疫"的系统。

免疫系统为了保护机体而产生的各种活动叫作"免疫反应"。

牙周病中牙龈发生的炎症就是免疫反应引起的。

附着于牙齿的细菌产生并释放酶和毒素。它们刺激牙龈，引起炎症。通常由于唾液的流动冲洗，牙龈表面发挥屏障功能，但炎症部位功能减弱，酶、毒素还有一部分细菌侵入牙龈内部。

于是，为了消灭它们，白细胞中的巨噬细胞和中性粒细胞聚集，吞食侵入的异物。

然而，细菌数量过多增加而不能消灭干净，细菌就进入到牙龈细胞内部。细菌毒素使细胞死亡，然后毒素被进一步释放。为了对抗，除了巨噬细胞和中性粒细胞，淋巴细胞也跑来支援，放出攻击细菌的"抗体"和"细胞因子"。

细胞因子是在全身攻击异物的武器，但是在症状进展的牙周病中细胞因子产生过量。

它不断刺激，使破骨细胞被过度活化，牙槽骨被破坏。并且，牙龈也同样失衡，组织被破坏。

总而言之，由于牙周病细菌，保护牙周组织的免疫系统过度反应，相反会破坏了牙周组织。

牙周病对战免疫系统,破坏牙周组织

人体中有击退病原菌的叫作"免疫"的系统
牙周病引起的炎症就是免疫反应引起的

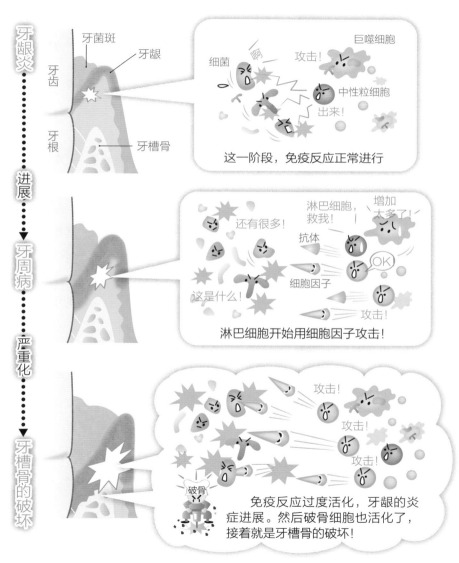

这一阶段,免疫反应正常进行

淋巴细胞开始用细胞因子攻击!

免疫反应过度活化,牙龈的炎症进展。然后破骨细胞也活化了,接着就是牙槽骨的破坏!

35

牙周病的发生与进展

牙龈因炎症肿胀引起"牙龈炎"

随着牙周病的进展，会出现怎样的症状呢？

牙周病最初发病的是"牙龈炎"。在牙周病细菌中，成为牙龈炎病因的是喜欢氧气的"需氧菌"。在牙齿和牙龈的边界等相对容易接触空气的地方增殖。由于这种细菌产生和放出的酶及酵素，牙龈被刺激引发了炎症。

健康的牙龈是粉色的，而发生炎症的牙龈变得红肿。从镜子里看，如果牙龈的边缘比其他部位都红，这就是牙龈炎。

随着炎症的进展，牙龈的肿胀也更加严重，变得松松软软。起床时感觉口腔黏腻还有口臭，刷牙之类的一点刺激就会出血也是其特征。但是，牙龈炎阶段有炎症的只有牙龈，几乎没有疼痛感。

牙龈炎阶段，如果能意识到"我得了牙周病"，到齿科医院就诊，去除牙菌斑和牙石，接受护理，采取正确的刷牙方式，是可以恢复牙龈的健康的。

但是，因为疼痛等自身症状较轻，牙龈炎往往被忽视。而且，即使意识到牙龈炎就进行护理了，但因为治疗比较简单也容易被轻视。牙龈炎容易复发，有很多对其置之不理以致恶化的病例。

对牙龈炎置之不理的话，牙周袋逐渐深层化，在深的牙周袋里，牙周病细菌中不喜欢氧气的厌氧菌容易增殖，牙周病恶化。接下来会解说牙龈炎的后阶段——牙周炎的相关内容。

 用语解说 　需氧菌　在有氧气的环境中生存的细菌。没有氧气不能生长发育或没有氧气也能增殖但效率不高的细菌。

让我们来找出牙龈炎！

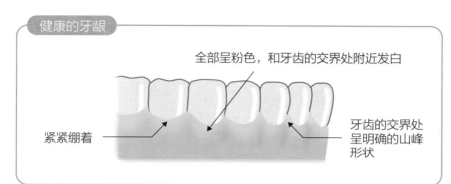

健康的牙龈

全部呈粉色，和牙齿的交界处附近发白

紧紧绷着

牙齿的交界处呈明确的山峰形状

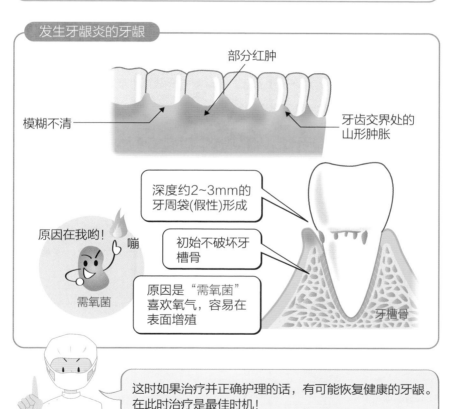

发生牙龈炎的牙龈

部分红肿

模糊不清

牙齿交界处的山形肿胀

深度约2~3mm的牙周袋(假性)形成

原因在我哟！嘣

需氧菌

初始不破坏牙槽骨

原因是"需氧菌"喜欢氧气，容易在表面增殖

牙槽骨

这时如果治疗并正确护理的话，有可能恢复健康的牙龈。在此时治疗是最佳时机！

炎症扩散至牙槽骨引起"牙周炎"

牙周炎是炎症及其影响从牙龈扩散至牙骨质、牙周膜和牙槽骨等牙周组织的一种疾病。牙周炎主要是由不喜欢氧气的厌氧菌引起的。

牙周袋加深，牙菌斑和牙石难以除去，就像盖上盖子一样。深部位置的氧气浓度在1%以下，是厌氧菌容易活动的环境。

随着牙周炎的进展，牙槽骨溶解，牙周袋也深入。因此，牙周袋的深入度成为牙周病进展情况的认知标准。牙周炎随着炎症的进展分为"初期牙周炎""中期牙周炎""晚期牙周炎"三个阶段。

初期牙周炎，牙龈的炎症扩散，牙槽骨和牙周膜开始被破坏。牙周袋深度约3~5mm，牙菌斑和牙石聚集，牙齿会感到痒，触碰牙龈会有松松软软的感觉。

中期牙周炎，炎症进一步扩展，牙龈颜色开始红中带紫。牙周袋深度约4~7mm，有流脓。脓是发挥作用的中性粒细胞的尸体，是牙周病特有口臭的原因。牙槽骨破坏进行至牙根近半，牙齿开始晃动。当牙齿开始活动时，又会成为一种物理刺激，牙周组织的破坏逐渐加快。

晚期牙周炎，牙槽骨基本上都被破坏，牙周袋深度达到6mm以上。牙齿摇摆不定，牙龈前后左右上下地摇动，出血、流脓和口臭更加严重。而且牙齿排列变差，也有发音不清楚的症状。

发展到了这一地步，患者也是很痛苦的。如果这样还置之不理，发展至终末期，会怎么样呢？下面来说明一下。

"牙周炎" 的进展

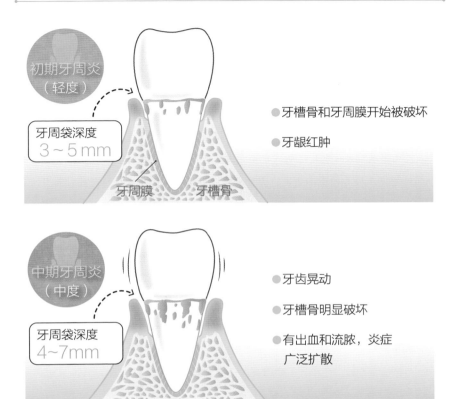

初期牙周炎（轻度）

牙周袋深度 3~5mm

- 牙槽骨和牙周膜开始被破坏
- 牙龈红肿

牙周膜　牙槽骨

中期牙周炎（中度）

牙周袋深度 4~7mm

- 牙齿晃动
- 牙槽骨明显破坏
- 有出血和流脓，炎症广泛扩散

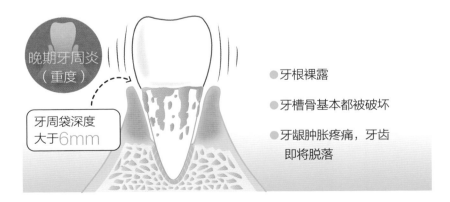

晚期牙周炎（重度）

牙周袋深度 大于6mm

- 牙根裸露
- 牙槽骨基本都被破坏
- 牙龈肿胀疼痛，牙齿即将脱落

　　重度牙周炎时所有人都会感到自己口腔不适。最令人困扰的是牙齿摇摆不定，咬东西时感到疼痛，会引起进食的障碍。

　　牙龈变得不牢固，和牙齿相接的部分变为深红或紫色。肿胀也很严重，因为有流脓，口臭也很重。牙龈和牙齿的界线与健康状态相比极度下降，牙根部分几乎裸露。吃东西时感到疼痛的情况增多。

　　由患处的X射线片可见，牙槽骨溶解下降，可以看到牙根与牙槽骨之间的间隙增宽。因为牙齿不稳定，由于咀嚼压力而错位，牙齿排列变差。周围的牙齿也会受到影响。

　　到了这一步，基本上牙齿的功能都不能使用了。牙槽骨逐渐破坏，不能被支撑的牙齿脱落只是时间问题。这就是牙周病可怕的地方。

　　牙周病起初只是轻微的牙龈肿胀发红。然而，由于意识不到，简单思考后推迟治疗，最终变得严重并失去了不会再次长出的牙齿，而且牙槽骨或者说颌骨也会受到严重损害。更严重的问题是，因为牙周病而失去的不只是牙齿和口腔健康。

　　接下来开始，介绍一下牙周病和全身疾病的关系。

丧失牙齿的牙周病终末期

如果想到是"牙周病"的时候，如果治疗的话……

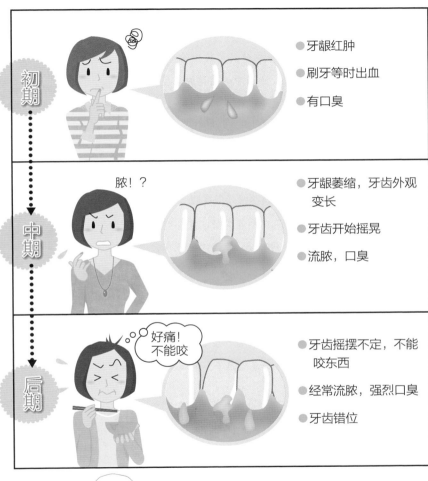

| 初期 | | ● 牙龈红肿
● 刷牙等时出血
● 有口臭 |

| 中期 | 脓！？ | ● 牙龈萎缩，牙齿外观变长
● 牙齿开始摇晃
● 流脓，口臭 |

| 后期 | 好痛！
不能咬 | ● 牙齿摇摆不定，不能咬东西
● 经常流脓，强烈口臭
● 牙齿错位 |

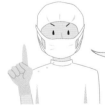

牙周病多半是在15~30年间静悄悄发展的。

牙周病与全身疾病相关

与牙周病有关的疾病，首先被提到的就是糖尿病。

由食物分解而来的营养成分以葡萄糖的形式，通过血液被运送至全身各处，被作为能量来源使用。血液中的葡萄糖浓度即"血糖值"。糖尿病是控制葡萄糖的激素（胰岛素）不能正常工作，血糖值异常升高的疾病。

血糖值高的状态会对血管造成伤害，全身血管，特别是毛细血管堵塞，流通不畅，造成"血管障碍"，带给各种器官不良的影响。糖尿病视网膜病变和糖尿病肾病、糖尿病神经障碍等也属于糖尿病并发症。

近来，牙周病被认为是糖尿病并发症的一种。

患上糖尿病，口腔中发生血流障碍。牙龈的血流不好，氧气和营养成分不能充分传达，细胞功能变弱。唾液的分泌也减少，清洁作用下降，唾液中所含的向牙龈周边供给的抗菌物质也减少。总的来说，糖尿病减弱了对牙周病细菌的防御，牙周病容易发生，进展也变快。

反观之，牙周病也会使糖尿病恶化。为了抑制牙周病的炎症，细胞因子由中性粒细胞和淋巴细胞等免疫细胞产生。它通过血液运送至全身，妨碍胰岛素的工作。牙周病和糖尿病互为危险因子，是加剧对方病情的关系。

 用语解说　　毛细血管　动脉和静脉之间的血管中最细的血管。呈网状，由此向各组织输送氧气和营养成分，回收二氧化碳和废物至血液。

糖尿病和牙周病的关系

牙周病和糖尿病互为危险因子，是加剧对方病情的关系

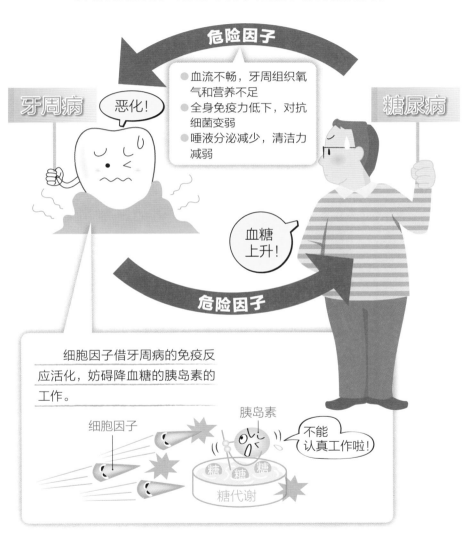

心肌梗死、脑血管意外与牙周病

备受关注的是，搁置治疗牙周病，患心肌梗死和脑血管意外的相关风险升高。

为什么只在牙齿周围发生的牙周病会影响心脏和脑呢？关键在于，牙周病是细菌引起的感染性疾病，这是在血管里发生的。

动脉血管厚度增加失去弹力的状态叫作"动脉硬化"。血流不好，是血管阻塞、破裂的原因。

"心肌梗死"是向心脏运输血液的冠状动脉发生动脉硬化，血流完全停止，氧气和营养成分不能到达心脏，心肌发生坏死的疾病。它的前一阶段被称作"心绞痛"。

同样的情况在脑发生就是"脑血管意外"，脑血管发生动脉硬化破裂叫"脑出血"，血管堵塞脑细胞坏死是"脑梗死"。

引起动脉硬化的原因是高血压或血液中的钙增加等，也有由病毒或细菌引起的。感染病毒或细菌后，血管内壁发生炎症。巨噬细胞黏附于血管内壁上，引入坏胆固醇使血管内壁变窄、堵塞。

患上牙周病后，牙周病细菌从牙周袋进入血液，扩散至全身。引发血管壁感染和动脉硬化，引起心肌梗死和脑血管意外等动脉疾病。

有报告称，研究发生了动脉硬化的血管壁发现了牙周病细菌，进行牙周病治疗后口腔中的细菌减少，血管内侧的细胞状态也变好了。

牙周病与致命性疾病有关联。接下来是由牙周病细菌在口腔外作恶而引起的吸入性肺炎和感染性心内膜炎的相关内容。

44

 坏胆固醇　胆固醇中，含有低密度蛋白质的物质。作用是将胆固醇从肝脏运送至血液和组织，也称为：低密度胆固醇（LDL）。

牙周病引起心肌梗死、脑血管意外

牙周病菌引起血管障碍的原因

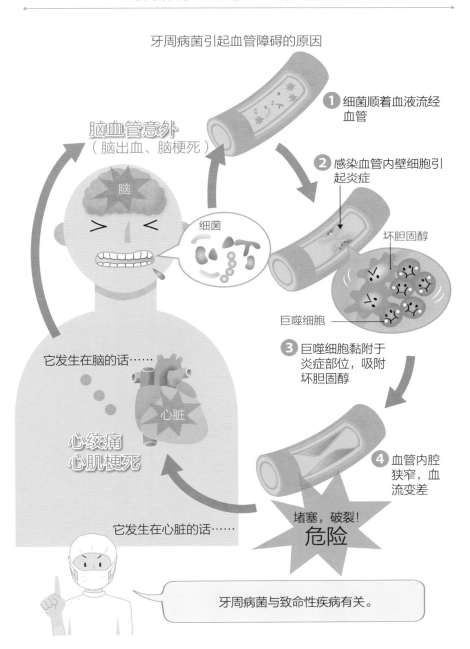

① 细菌顺着血液流经血管

脑血管意外
（脑出血、脑梗死）

脑

细菌

② 感染血管内壁细胞引起炎症

坏胆固醇

巨噬细胞

③ 巨噬细胞黏附于炎症部位，吸附坏胆固醇

它发生在脑的话……

心脏

心绞痛
心肌梗死

它发生在心脏的话……

④ 血管内腔狭窄，血流变差

堵塞，破裂！
危险

牙周病菌与致命性疾病有关。

吸入性肺炎、感染性心内膜炎与牙周病

牙周病扩散至牙周以外的地方所发生的疾病中，有"吸入性肺炎"和"感染性心内膜炎"。

吸入性肺炎是吞咽食物或唾液时，没有进入食道而是错误地进入了气道，细菌在肺内增殖引起的肺炎。吸入性肺炎的病原菌多半被认为是牙周病细菌。唾液有保护口腔内环境的作用，但是牙周病进展时，有运输增殖细菌的作用。

肺炎是日本人死亡原因的第四位，这其中在吞咽力和免疫力低下的老年人中，吸入性肺炎的发生非常多见。吸入性肺炎反复发作的情况比较多见，由于耐药菌的产生，常使得治疗效果不理想。

感染性心内膜炎是细菌感染心脏内侧的膜 ——"心内膜"和对应着心脏跳动开关的"心脏瓣膜"，然后引发炎症的疾病。

牙周病中，在牙周袋里增殖的细菌进入血液，被运送至全身的现象已经说过了，它到达心脏并感染心脏时，感染性心内膜炎就发生了。

但是，并不是牙周病细菌侵入血液就一定会患上心内膜炎。

由于血液湍流，心内膜和心脏瓣膜表面受伤。牙周病细菌可以黏附在为了治愈伤口而附着的血小板和纤维蛋白块上并增殖。

原来有心脏瓣膜障碍，装有起搏器或人工瓣膜的人血液容易乱流。而因为高龄人士和透析患者心内膜大多变得脆弱，所以有必要引起注意。在牙科医院接受治疗时，一定要说出来。

 纤维蛋白　蛋白质的一种，能连接成网状，捕获红细胞和白细胞，拥有凝固血液、堵住伤口的功能。

唾液的流动和血液的乱流引起的两种牙周病相关疾病

牙周病和吸入性肺炎的关系

牙周病细菌增殖

⬇

唾液中含有细菌

⬇

误入气道，流入肺中

⬇

发生肺炎

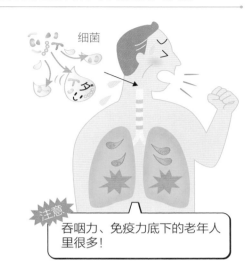

注意
吞咽力、免疫力底下的老年人里很多！

牙周病和感染性心内膜炎的关系

牙周病菌的增殖

⬇

血液中含有细菌

⬇

心内膜和心脏瓣膜由于血液湍流受损伤

⬇

为了治愈伤口血小板和纤维蛋白聚集

细菌附着引发炎症

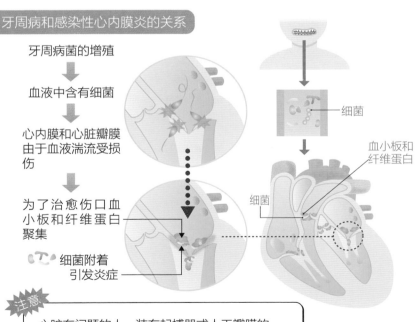

细菌

血小板和纤维蛋白

细菌

注意
心脏有问题的人，装有起搏器或人工瓣膜的人请注意！老年人心内膜脆弱也请注意！

与牙周病有关的其他疾病有"骨质疏松症""风湿性关节炎""肾脏病"。

骨质疏松症是骨密度降低，骨骼变得疏松脆弱的疾病。

骨质吸收和骨质形成反复进行，骨骼常有新的生长变化。但是，由于激素失衡、衰老和服药等代谢不能正常进行生长，导致骨质量下降。骨质疏松的人牙槽骨也变脆弱，所以加快了牙周病的进展。而且，牙周病炎症时产生的细胞因子影响骨代谢循环，也会加快骨质疏松的进程。

风湿性关节炎是因为免疫异常而引发伴有关节肿痛炎症的疾病。

风湿性关节炎的进展与细胞因子有关。所以，患有风湿性关节炎的人容易发生牙周病，并容易重症化，牙周病也能使风湿性关节炎病症加重。另外，患有风湿性关节炎和牙周病的人在进行牙周病的治疗后，也可以看到风湿性关节炎的肿痛等症状得到改善。

肾脏滤过血液生成尿液，有将多余的盐和老旧废物排出体外的功能。然而，这一功能低下时，免疫力下降，容易细菌感染，导致牙周病发展更严重。而且，肾脏能活化维生素D，它有助于骨骼原料钙的吸收，因此肾脏不好时，牙周病容易重症化。

反之，牙周病细菌和它产生的毒素进入血液后会给肾脏带来不良的影响。

正因为如此，牙周病和全身性疾病有着密切的联系。接下来，将介绍对妊娠的影响。

用语解说　　骨密度　显示骨骼强度的指标。用骨骼中钙、镁等无机盐的量诊断骨质疏松症等，即骨量。

牙周病带给骨质疏松症、风湿性关节炎、肾脏病的影响

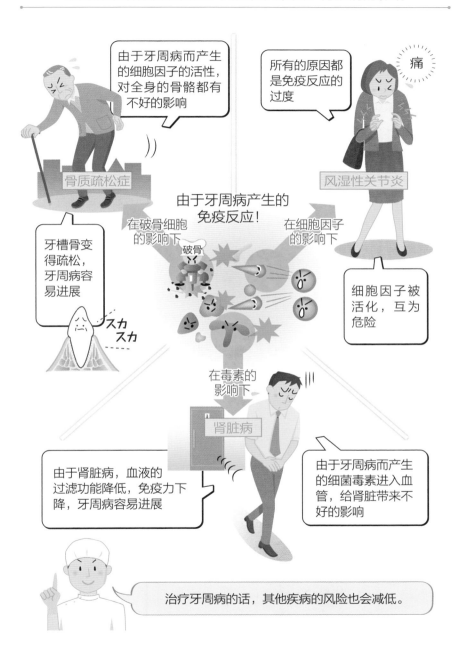

由于牙周病而产生的细胞因子的活性,对全身的骨骼都有不好的影响

所有的原因都是免疫反应的过度

痛

骨质疏松症

风湿性关节炎

由于牙周病产生的免疫反应!

在破骨细胞的影响下

破骨

在细胞因子的影响下

牙槽骨变得疏松,牙周病容易进展

スカスカ

细胞因子被活化,互为危险

在毒素的影响下

肾脏病

由于肾脏病,血液的过滤功能降低,免疫力下降,牙周病容易进展

由于牙周病而产生的细菌毒素进入血管,给肾脏带来不好的影响

治疗牙周病的话,其他疾病的风险也会减低。

牙周病对孕妇的影响

早产儿和低体重儿出生的风险提高

牙周病对于生育也有影响。

据报告称，妊娠期间患有中度以上牙周病的母亲，比非此类情况的母亲早产和出生低体重儿的风险要高。

妊娠期间，叫作前列腺素的具有收缩子宫作用的激素样物质被分泌出来。它有很强的作用而被作为阵痛促进剂使用，胎儿发育充分并且前列腺素的分泌增加，能促进分娩。

牙周病因为抑制炎症而产生和分泌的细胞因子过剩，进入血液，被运送至胎盘和子宫。细胞因子有促进前列腺素分泌的作用，胎儿没有发育完全就开始收缩，最后导致早产。

早产儿是在妊娠22~36周期间生产，在发育完全前就出生的婴儿，后期出现严重障碍的可能性很高。

对于早产风险的升高，要求妊娠期间严禁吸烟喝酒，然而牙周病对早产的影响与它们相比其实还要高，绝对不可以轻视。即使没有到早产的程度，在细胞因子的影响下，会引起子宫的频繁收缩。因此，从胎盘向胎儿运输的氧气和营养成分供给不足，有可能妨碍发育。

在妊娠过程中，也有由于孕吐等而难以刷牙的例子。有妊娠打算的女性，首先要预防和治疗牙周病。

接下来将讲到生活习惯对牙周病的影响。

用语解说　　前列腺素　与激素有类似作用的不饱和脂肪酸。包含在身体的组织器官中，与血管扩张、血压的上升和下降、子宫等的肌肉收缩有关。

牙周病影响妊娠的原因

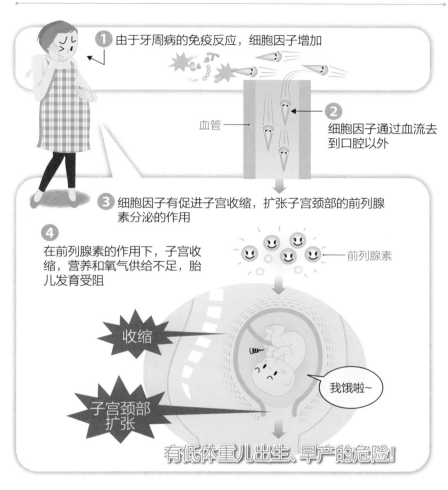

1 由于牙周病的免疫反应，细胞因子增加

血管

2 细胞因子通过血流去到口腔以外

3 细胞因子有促进子宫收缩，扩张子宫颈部的前列腺素分泌的作用

4 在前列腺素的作用下，子宫收缩，营养和氧气供给不足，胎儿发育受阻

前列腺素

收缩

子宫颈部扩张

我饿啦~

有低体重儿出生、早产的危险!

足月产孕妇和早产孕妇的牙周状态和炎症性细胞因子的量

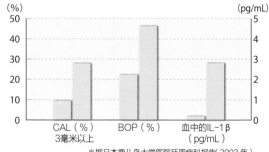

■ 足月产孕妇   ■ 早产孕妇

CAL⋯⋯牙齿支撑组织的破坏程度
BOP⋯⋯牙龈出血
IL·1β⋯⋯炎症性细胞因子的一种

(%)

	CAL（%）3毫米以上	BOP（%）	血中的IL-1β（pg/mL）

※据日本鹿儿岛大学医院牙周病科报告（2003年）

51

牙周病和生活习惯的联系

影响牙周病的不仅是疾病，生活习惯与牙周病也有很深的联系。

代谢综合征是指有高血糖、高血压、脂质异常等动脉硬化的危险因子两个以上，并有内脏型肥胖的状态。即使每个症状都很轻，多个叠加的话，就容易导致动脉硬化，据报道，心肌梗死等心脏疾病的风险会上升10~30倍。而且代谢综合征也会提高牙周病的风险。

例如，因为肥胖脂肪增加，脂肪组织分泌脂肪细胞因子，促使牙周病的炎症恶化。肥胖的人与消瘦的人相比牙周病的风险是他们的1.5倍左右。越符合代谢综合征的判断标准，牙周病的风险就越高。

并且，因为牙周病和心肌梗死、脑血管意外有关，同时患有代谢综合征和牙周病的话，风险就更加高了。

已经讲过牙周病会使血液中胰岛素的功能变差，使糖尿病恶化，然而它同样也会引起肥胖。牙周袋深的患者被认为在多年后容易患有代谢综合征。

正因为如此，牙周病和代谢综合征有着复杂的关系，互相造成不良影响。为了不被困于其中，通过饮食和运动来预防代谢综合征是非常重要的。

用语解说　　内脏型肥胖　比起皮下组织，内脏周围有更多脂肪的肥胖类型。从外观很难看出（隐形肥胖），多见于男性和闭经后的女性。

代谢综合征与牙周病

代谢综合征是指含有高血糖、高血压、脂质异常等动脉硬化的危险因子中两个以上的状态，再加上内脏型肥胖。

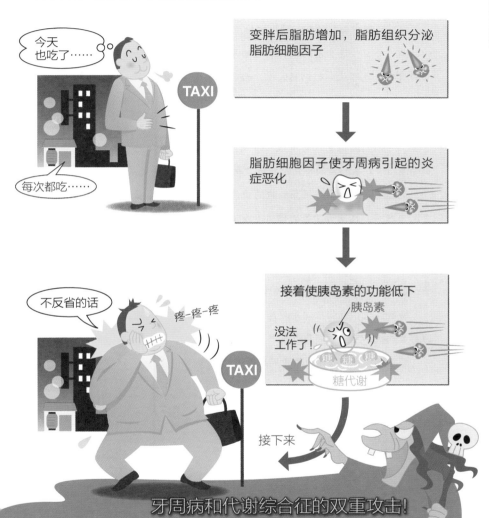

变胖后脂肪增加，脂肪组织分泌脂肪细胞因子

脂肪细胞因子使牙周病引起的炎症恶化

接着使胰岛素的功能低下

胰岛素

没法工作了！

糖代谢

今天也吃了……

每次都吃……

TAXI

不反省的话

疼-疼-疼

TAXI

接下来

牙周病和代谢综合征的双重攻击！

吸烟使口腔环境恶化

烟草被称为"有百害而无一利"，吸烟的习惯对牙周病也没有好处。

吸烟的话，口腔中会发生什么呢？

烟草的烟中含有约4000种化学物质，其中有约200种为尼古丁等对人体有害的物质。并且，还含有约70种致癌物质。通过吸烟，这些物质和一氧化碳不仅从肺吸收，也可从口腔黏膜吸收，而后进入血液。可使毛细血管收缩，血流量减少。

持续吸烟的过程中，牙龈的血流日益变差，免疫机能降低，细胞的抵抗力下降，牙周病细菌更容易增殖。而且，因为唾液的分泌也被抑制了，清洁作用和唾液所含抗菌物质的作用都降低，也导致牙周病容易进展。

尼古丁等能抑制纤维原细胞的功能，使牙龈的再生功能降低，牙周袋容易变深。然而，在尼古丁等的作用下血流变差，有牙周病症状的牙龈出血减少。而且因为牙龈上黑色素的沉积，牙龈变成红黑色，因此牙周病引起的暗红变得不明显。

总之，尽管吸烟使牙周病的进展加快，但牙周病变得更难以被发现。

据医生说，吸烟应该是牙周病的第一危险因子，吸烟的恶劣影响极大。因为有牙周病，可以说"马上戒烟"是正确的选择。

接下来，将介绍压力给牙周病带来的影响。

"吸烟"使口腔环境恶化，促进牙周病进展

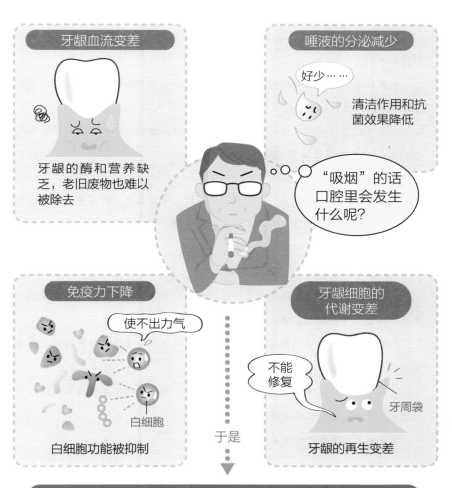

牙龈血流变差

牙龈的酶和营养缺乏，老旧废物也难以被除去

唾液的分泌减少

好少……

清洁作用和抗菌效果降低

"吸烟"的话口腔里会发生什么呢？

免疫力下降

使不出力气

白细胞

白细胞功能被抑制

于是

牙龈细胞的代谢变差

不能修复

牙周袋

牙龈的再生变差

牙周袋变深，影响到牙槽骨！

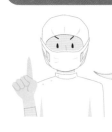

"吸烟"的话，牙龈出血减少，牙齿变为红黑色。牙周病即使进展也难以发现，所以请马上戒烟！

压力过大也是牙周病的重要原因

已经说过牙周病是牙周病细菌感染所致的感染症，压力也是引起它的原因。

从前就有"心情影响疾病"的说法，压力影响各种各样的疾病，所以在医学领域也必须重视。承受过多压力的话，统领全身的自主神经会紊乱。

自主神经中包括积极活动时处于优势的交感神经和放松时占据优势的副交感神经。自主神经根据需要波动起伏取得平衡，同激素和免疫系统一起调整全身。

然而，承受过度的压力，交感神经会持续处于高强度工作状态。于是唾液分泌减少，牙齿周围的清洁作用和杀菌作用降低。并且，免疫系统紊乱，牙龈对牙周病细菌的抵抗力下降，牙周病容易进展。

压力进一步带来的巨大影响是物理影响。

有压力时，人会无意识地咬牙，在睡眠过程中磨牙。咬牙和磨牙给牙齿带来很大压力，并会压迫牙槽骨，使其发生破坏。

此外，咬力强的话也会在牙齿自身造成小的破损。牙周病细菌附着在这些间隙里，而后发生牙周病，容易恶化。

就是这样，压力带给牙周病的影响会很大。感到牙齿周围肿痛可能是压力造成的。寻找放松自己的方法，努力消解压力。

接下来是咀嚼平衡的相关内容。

"过多的压力"也是牙周病的原因

强烈感觉到"压力"的话……

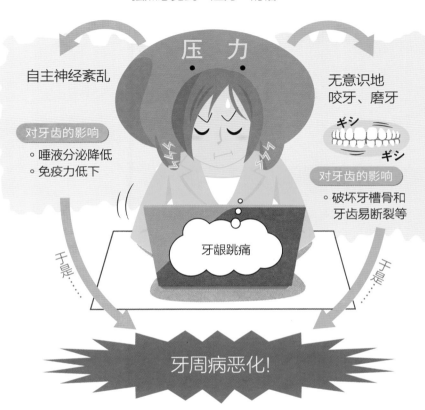

压 力

自主神经紊乱

对牙齿的影响
。唾液分泌降低
。免疫力低下

牙龈跳痛

无意识地
咬牙、磨牙

ギシ

ギシ

对牙齿的影响
。破坏牙槽骨和
　牙齿易断裂等

于是……

于是……

牙周病恶化!

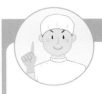

寻找消解自身压力的方法

。散步、拉伸等轻度运动
。享受园艺、音乐等
。和朋友聊天
。去美术馆或看演出
。创造洗澡等放松时间

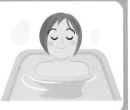

牙列关系、咬合关系的异常与牙周病的恶化

有思考过自己的牙列关系和咬合关系吗？

它们之间的不和谐叫作"咬合不正"，咬合不正使患有牙周病的风险提高。

牙列关系不好的话，刷牙时很难刷掉污垢。已经说过唾液持续分泌以清洁口腔，牙列关系不好的话会有唾液难以冲洗清洁的地方。牙周病细菌附着增殖，容易发生牙周病。

下一步的问题是咬合关系不好时，咀嚼食物时的平衡就会变得不好。咬合不正时，特定的牙齿上施加了过度的压力，咬合错位的牙齿歪斜着传导压力。也有每次咀嚼牙齿受力倾斜，导致牙齿松动的病例。

它们使支撑牙齿的牙周组织受到不正当压迫，这是血流淤滞的原因。于是牙周膜等牙周组织变脆弱，牙齿松动。这对牙槽骨形成刺激，造成破坏。

并且，为了掩盖咬合关系不好，形成了无意识地歪着下巴咬的习惯。这样的话下巴的肌肉经常会紧张，成为支撑着下巴的头和肩部肌肉的负担。因此也是引起头痛、肩酸、耳鸣、颞下颌关节紊乱等病的原因。

咬东西时出现不是全部同时咬合、咬合时牙齿打架等情况，有可能是咬合不正。需要去找口腔医生商谈一下。

用语解说　牙周组织　牙齿周围的组织。牙龈、牙周膜、牙骨质、牙槽骨等，有支撑牙齿连接颌骨的作用。

牙列关系、咬合关系的异常也是牙周病的原因

牙列关系和咬合关系不和谐叫作"咬合不正"

咬合不正的话

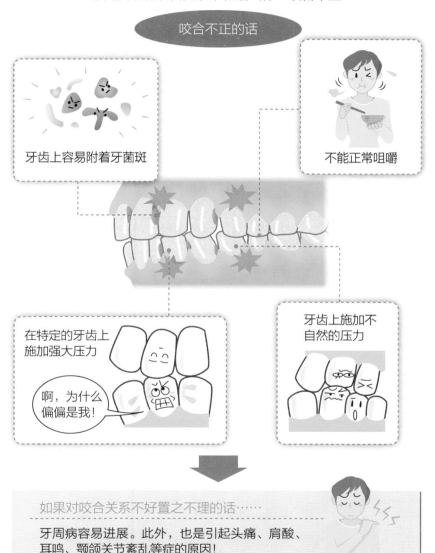

牙齿上容易附着牙菌斑

不能正常咀嚼

在特定的牙齿上施加强大压力

啊，为什么偏偏是我！

牙齿上施加不自然的压力

如果对咬合关系不好置之不理的话……

牙周病容易进展。此外，也是引起头痛、肩酸、耳鸣、颞颌关节紊乱等症的原因！

牙周病的预防和延缓进展

　　年龄和性别等条件相似，在同一时期发生牙周病的人，进展也有快有慢。这种差异是因为什么呢？

　　牙周病是细菌增殖引起的感染性疾病。然而它的发病并非一定是因为牙齿周围的牙周病细菌多。

　　正如现在所看到的，牙周病细菌的增殖条件和牙周病的进展，与各种各样的要素相关。牙周病进展慢的人这些要素少。如果逐个改善这些要素，是有可能预防牙周病、抑制进展的。

　　首先要解决的就是全身性疾病的治疗。糖尿病、代谢综合征，有高血压、高血糖、脂质异常和肾脏病的疾病，接受正规治疗、改善症状是非常重要的。

　　生活习惯的改善也是有效的。

　　应该立即停止的是吸烟。绝对不能忘记的是，不只是牙周病，它是很多疾病的危险因素。不规则的饮食和暴饮暴食等与肥胖有关的饮食生活，也会提高牙周病的风险。

　　压力使全身的免疫机能下降，因此适当地减压是很重要的。

　　并且，改善口腔环境也能降低牙周病风险。

　　从下面开始，将详细介绍咬合不正和清除牙菌斑的相关内容。

守护牙齿健康的对策有哪些?

细菌

被称为牙周病细菌的细菌群

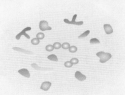

环境

吸烟、压力、饮食习惯、磨牙习惯、营养等

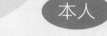
本人

年龄、性别、糖尿病等疾病、肥胖、牙列关系和咬合关系

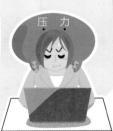

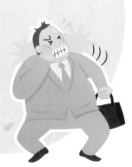

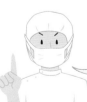
逐个解决能改善的因素的话,是可以预防牙周病和抑制牙周病进展的!

为了减少牙周病的风险，整顿口腔内环境是很重要的。

给口腔环境带来很大影响的因素之一就是咬合不正。已经介绍过，牙列关系和咬合关系不好等咬合不正是使牙周病恶化的要素。"Bruxism"也是引起咬合不正原因的一种习惯。

Bruxism就是磨牙症。磨牙症有上下牙齿左右磨合的"磨牙型"，有在固定的位置紧紧咬住的"紧咬型"和上下牙齿磨合并发出咯吱咯吱的声音的"混合型"。

实际上，磨牙症谁都有。但是在用很强的力量、高频度时，施加压力的时间变长时就有问题了。它会使下巴的肌肉紧张，牙周膜、牙槽骨等牙周组织受压，使牙周病进展。

特别是在睡觉时磨牙，自己没有意识到却用了非常大的力量，甚至有的把牙齿磨碎了。

作为对策，佩戴在牙科医院定制的睡觉时的护牙套"夜间护卫员"，纠正咬合不正。

为了制造不发生牙周病的口腔环境，清除牙菌斑是非常重要的。它是治疗牙周病最基本的。

不控制牙菌斑就不能治疗牙周病。比如，如果用手术等手段处理牙周病而牙菌斑依旧滞留，不久后就会变成牙石，制造牙周病细菌容易生长增殖的环境，使牙周病复发。

接下来将讲解清除牙菌斑的基础——正确的刷牙方法。

整顿口腔环境，减少牙周病风险

整顿口腔环境的对策

1 Bruxism

Bruxism就是磨牙。主要分为三种类型，被称为咬合不正的原因。

磨牙型	咬牙型	混合型

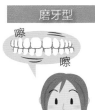

嚓
嚓

咯！

咯吱
咯吱

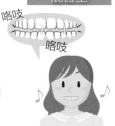

上下牙齿左右
嚓嚓地磨合

在固定位置
咯咯地咬牙

上下牙齿
咯吱咯吱地磨合

对策 睡觉时佩戴护牙套，治疗咬合不正等

2 牙菌斑控制

清除

牙菌斑是
牙周病
细菌块

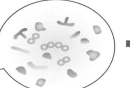

对策 清除牙菌斑，不使其滞留

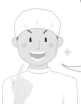

为了减低牙周病的风险，整顿口腔环境
是很重要的。

除去牙垢、牙菌斑的正确刷牙和洁牙方法

牙周病是从牙菌斑滞留开始的疾病。

牙周病预防从清除牙菌斑开始，基本上是用牙刷刷牙。臼齿的咬合面和牙与牙的缝隙等，微小地方的牙菌斑也要清除干净。

刷牙还具有按摩牙龈的功效，在刺激下血流变好，牙龈表面的屏障功能被强化。

用牙刷难以刷到的位置，使用牙线或间隙刷等。

刷 正确地刷牙

不刷牙的话，2~3天牙齿上就会有牙菌斑附着，牙周病细菌增加。理想的刷牙是每顿饭后刷，但是比起三次不充分的刷牙，在睡觉前每天一次花一些时间刷到每一个角落更加有效。

牙刷的选择方法

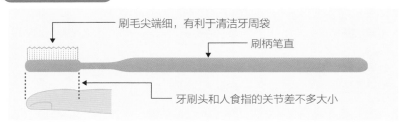

刷毛尖端细，有利于清洁牙周袋

刷柄笔直

牙刷头和人食指的关节差不多大小

但是，合适的牙刷因人而异。根据牙龈的状态，适合的硬度是不一样的，需要去和口腔医生以及牙科卫生员商讨一下。

牙膏

注意不要过度使用牙膏

牙膏中所含有的成分终究只是起辅助作用，用牙刷仔细刷掉牙菌斑更重要。

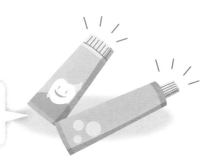

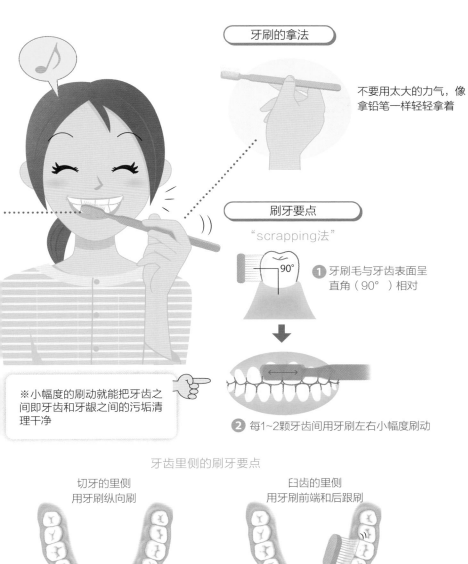

牙刷的拿法

不要用太大的力气，像拿铅笔一样轻轻拿着

刷牙要点

"scrapping法"

90°

❶ 牙刷毛与牙齿表面呈直角（90°）相对

❷ 每1~2颗牙齿间用牙刷左右小幅度刷动

※小幅度的刷动就能把牙齿之间即牙齿和牙龈之间的污垢清理干净

牙齿里侧的刷牙要点

切牙的里侧
用牙刷纵向刷

切牙的
里侧▶

臼齿的里侧
用牙刷前端和后跟刷

臼齿的
里侧▶

磨 难以刷到的地方也要认真刷

牙刷难以刷到的微小部分，使用牙线和间隙刷。

电动牙刷的使用方法

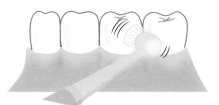

电动牙刷同样要把该刷地方的牙菌斑刷掉

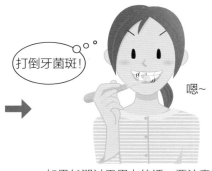

打倒牙菌斑！

嗯~

如果长期过于用力的话，要注意牙龈有磨损的危险

牙缝刷的使用方法

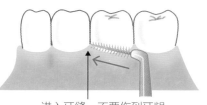

进入牙缝，不要伤到牙龈

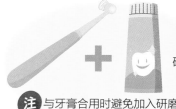

加入研磨剂

注 与牙膏合用时避免加入研磨剂

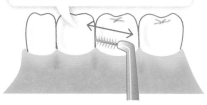

牙龈有炎症时、出血时，使用它会稳定下来

反复数次清除牙菌斑

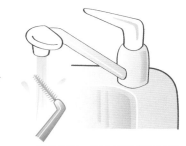

使用完后，用水冲洗然后干燥

牙线的使用方法

1 牙线的长度大致从指尖到肘部 ⟶

2 在一侧的中指上轻轻缠绕2~3圈,剩余的牙线在另一侧的中指上轻轻缠绕

牙周袋

3 放入牙齿间的缝隙中,前后慢慢移动(也可放入牙周袋中)

4 套在刷牙侧的牙齿上,上下滑动几次
※对侧也同样摩擦

送入

牙线在每一个位置错开摩擦,每颗牙都要用牙线干净的部分来摩擦

发生于年轻人的"侵袭性牙周炎"

牙周病是发病和年龄无关的疾病。

然而，大多数的牙周病是经过 10~15 年悄悄进展的慢性牙周炎，多数在年岁已高后出现严重症状，容易给人造成"牙周病是高龄人士的疾病"的印象。

不过，也有年轻人必须注意的牙周病类型。

"侵袭性牙周炎"，虽然没有什么牙菌斑或牙石，但牙周袋变深、牙槽骨快速进行性破坏。只在切牙和臼齿上发病。

并且，家里有侵袭性牙周炎患者的话，其他的家人也容易发病。

侵袭性牙周炎多数不能用一般的牙周病治疗方法治愈，因为它进展迅速，所以早期发现、早期治疗就变得更重要了。

从这一意义上看，不能觉得"因为还年轻"就放心了，要注意牙周病的预防和发现哦。

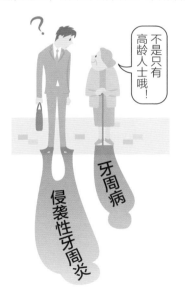

不是只有高龄人士哦！

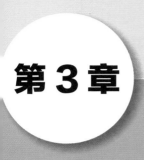

第 3 章

牙周炎的治疗

牙周炎是只要正确接受治疗，大部分情况下都可以保住牙齿的一种疾病。跟接受治疗同样重要的是，在治疗之后也要正确保养。接下来就牙周炎的最新治疗与保养进行说明。

保留牙齿是最主要的治疗目的

牙周炎的治疗目标是，改善口腔内环境，尽可能延长牙齿寿命，保证生活所需的正常咀嚼。牙周炎的治疗，可粗略分为5步。

患者到访牙科之后，首先要进行检查，对患者的状态进行评价。

来访牙科的患者，通常都被一些不明原因的不适感困扰着，但不一定都是牙周炎引起的。因此，牙科医生除了口腔内检查，还会根据牙周炎的进展情况以及龋齿的患病风险，进行综合诊断。除此之外，还要充分了解患者是否同时患有糖尿病等疾病，及其生活习惯。

接下来，向患者进行说明与"协商"。此时，要列出可行的选择方案，并说明各方案的优缺点。

例如，需要拔牙的时候，要说明拔牙后的处理方法，以及后续的义齿植入事宜。还要与患者商讨选择医保治疗或者自费诊疗。尽量满足患者的需求来选择治疗方法，然后制定具体的"治疗方案"。

之后，防止疾病复发的保养也非常重要。通常，除了患者自己养成正确的刷牙习惯，还要定期去口腔医院接受专业的牙垢清理。

牙周炎的治疗

初 诊

有严重脓肿、出血和疼痛的情况下要行急诊处置

好痛

立刻来处理一下吧

检查、诊断

- 是牙周炎吗
- 有龋齿或者其他疾病吗
- 评估糖尿病等全身疾病以及生活习惯所带来的风险

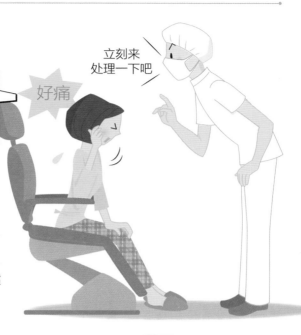

协 商

- 选择治疗方法
- 说明治疗方案

说明治疗所需费用和时间，结合患者的需求做决定

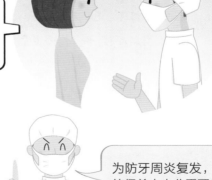

治 疗

复 查

- 确认治疗效果
- 调整治疗方案

为防牙周炎复发，平时的保养也十分重要！

牙医检查牙周炎的方法

问诊、视诊和触诊

牙周炎的检查，同其他疾病一样，从问诊开始。

医生会从口腔内的自觉症状，判断是否与牙周炎和龋齿有关。询问刷牙、饮食、吸烟等生活习惯；询问是否有糖尿病等其他疾病，以及正在服用的药物；询问亲属中是否有牙周炎患者。

正在接受疾病治疗的患者，请事前带上用药手册等，可以准确说明情况的物品。

接下来，医生会进行视诊和触诊。

所谓视诊，首先观察牙齿上是否附着了牙垢和牙石，如果有，则需要确定其量和颜色。牙龈的状态也十分重要。健康时，牙龈呈淡粉色，然而随着牙周炎病程的进展，它会从鲜红色变为紫红色，再发展成暗红色。除此之外，发生颜色变化的部位，也会从牙齿之间的牙龈开始，渐渐向周围扩散开。这些都是牙周炎病情进程的重要指征。需要确认牙龈是否有异常肿胀、出血，牙齿的咬合与填充物是否有不适感。

而触诊，则是为了更加详细地确认以上表现。牙垢与牙石的新旧程度、硬度；牙龈的肿胀情况，是否变硬（纤维化）；是否有触痛等。

牙周炎进行到后期，会波及牙槽骨。通过触诊，可以确认牙槽骨吸收发展到了什么地步，牙齿或填充物是否有松动等。

还有，患牙周炎时，会因为牙龈的出血与化脓而产生独特的气味。因此牙医在视诊和触诊的同时也会确认气味。

用语解说 **用药手册** 记录关于处方药的册子。上面记录了药物的服用历史、副作用、过敏史等信息。可以将在不同医疗机构拿到的处方药信息归纳在一处保管。

牙周炎的检查——问诊、视诊与触诊

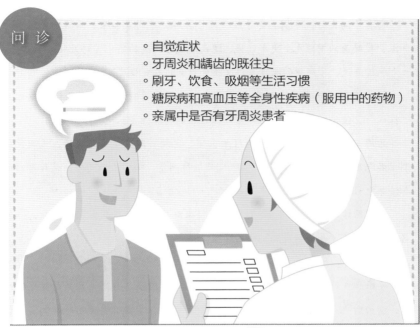

问 诊

。自觉症状
。牙周炎和龋齿的既往史
。刷牙、饮食、吸烟等生活习惯
。糖尿病和高血压等全身性疾病（服用中的药物）
。亲属中是否有牙周炎患者

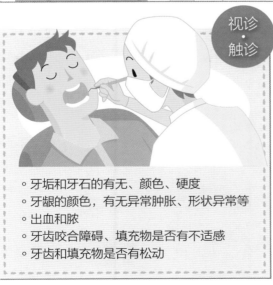

视诊・触诊

。牙垢和牙石的有无、颜色、硬度
。牙龈的颜色，有无异常肿胀、形状异常等
。出血和脓
。牙齿咬合障碍、填充物是否有不适感
。牙齿和填充物是否有松动

患牙周炎时，会因为牙龈的出血与化脓而产生独特的气味。因此牙医在视诊和触诊的同时也会确认气味。

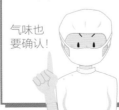

气味也要确认！

患有牙周炎时，牙周炎会导致牙槽骨溶解，牙周袋加深。而随着牙周袋的加深，致病菌的增殖也会更加旺盛，进而加速牙周炎的恶化（详见48页）。

也就是说，牙周袋的深度可以反映牙周炎的病变程度。

初次诊察牙周炎时，医生会对牙周袋的深度进行测量。这项检查被称为"探诊"，使用的是一种名为"牙周探针"的特殊检查器械。

牙周探针是一种金属材质的纤细器械，尖端有刻度。将尖端插入牙周袋可测量其深度，要在每颗牙周围选择5~6处进行测量。探针检查之后，是否有出血和流脓也可作为诊断的条件。

牙周探诊时，虽然会用探针对牙周轻微施压，但只要牙龈没有炎症，一般只会有针刺感，并不会感到过分的疼痛。

除此之外，医生还会用探针和镊子检查牙齿的动度。

牙根和支持牙根的牙槽骨之间还有牙龈和牙周膜，因此，就算是健康的牙齿，受力时也是会晃动的。而这小小的晃动，能在牙齿咀嚼硬物时起到缓冲作用。然而，牙周炎导致牙槽骨吸收的话，牙齿动度也会随之变大。终于会有一天，牙槽骨会无法支持牙齿，牙齿会变得非常不稳定。

检查牙齿的晃动程度和方向，可以了解牙槽骨吸收的位置以及吸收程度。

想要更详细地知道牙槽骨情况的话，需要进行X射线检查。可采纳其作为第二选项。

探诊（牙周袋检查）

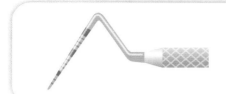

这种带有刻度的器械名为牙周探针，将其插入牙周袋中

↓

测量深度

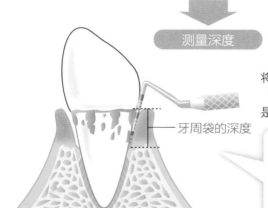

将尖端插入牙周袋以测量"深度"。同时还可以检查是否有出血和脓肿

牙周袋的深度

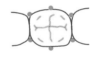

每颗牙周围要选择5~6个点进行测量

↓

检查牙齿动度

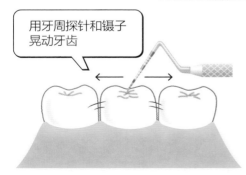

用牙周探针和镊子晃动牙齿

若出现牙槽骨吸收，牙齿动度会变大。根据牙齿的动度和晃动方向，有助于判断牙槽骨的状态。

为了明确牙齿和牙槽骨内部的变化，需要进行的检查为X射线检查。牙齿的形态，牙根的状态，牙槽骨吸收的进程，骨密度、牙周膜腔的情况等，都可以通过读取X射线片得知。

有用牙科专用小型胶片进行摄影的"X射线牙片"，和用宽幅的全景胶片摄影的"全景X射线片"两种。

X射线牙片虽然一次只能拍摄到三颗左右的牙齿，但是可以看到非常详细的图像。而全景X片可以将包括牙槽骨在内的全部牙齿都显像在一张胶片上，只是有些部位会因为放大而显得模糊不清。

最近几年，牙科用CT（牙科用X射线体层摄影）也开始投入使用。将锥形束X射线扫描所得的图像，通过计算机处理之后，可以立体地观察牙齿及其周边组织。跟经典的X射线片相比，CT可以得到更加清晰的图像，可以观察牙齿、牙槽骨、牙周膜腔以及神经的状态。数据采集时间约为10秒，曝光时间短，放射量低也是它的优点之一。

咬合情况不良的话，会导致只有特定的牙齿受力，进而使牙釉质受到磨损，牙槽骨被破坏，牙周炎进一步恶化。因此，咬合情况的检查也是必须的。

首先，需要让患者保持张口状态，观察牙齿的形状、牙齿的排列以及是否有磨损。接下来，闭上嘴，观察牙齿排列，以及上下牙齿是否可以整齐地咬合在一起。

除此之外，让患者做几次咀嚼动作。观察咀嚼时，需要确认下颌是否会左右滑动，是否有不正常的撞击声等。咬合时会用到一种附有红色记号的"咬合纸"，可以查明早接触点在牙上的具体部位。按照牙齿的形状制作模型，也可以确认咬合状态。

了解牙槽骨变化的检查

X射线检查 可以查明牙槽骨吸收到了什么程度

[X射线牙片]

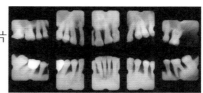

- 大小3cm×4cm左右的牙科专用胶片
- 显像清晰
- 只能拍摄到3颗左右的牙齿

[全景X片]

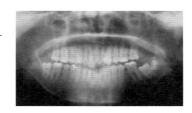

- 使用大小15cm×30cm左右的全景胶片
- 显像包括全部牙列和牙槽骨
- 会有部分影像被放大、显得模糊不清

牙科专用CT（牙科用X射线体层摄影）

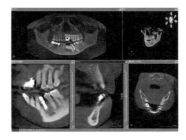

- 可以自由地从垂直、水平、倾斜等方向显像，能够立体地观察患部
- 显像清晰
- 并不是所有医院都引进了

咬合情况的检查

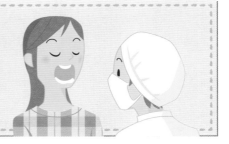

观察牙齿的形状和牙列，是否有磨损。还有，做咬合动作，观察下颌是否左右滑动、是否有异常撞击声等。

牙周炎的细菌学检查

所谓牙周炎，是牙周炎致病菌增殖、侵犯而导致的感染性疾病。虽然统称为牙周炎致病菌，但其实有大约30种不同细菌。

"牙周炎致病菌检查"的目的是检查口腔内的细菌数量及其大致种类。采集牙周袋的牙菌斑或者唾液，检查其中所含的细菌。

牙周炎初发期与之后的逐渐发展，各阶段活跃的牙周病细菌的种类是不同的，因此，检查口腔内牙周病细菌的种类，有助于判断牙周炎的严重程度。

根据优势细菌的不同，医生所开的药物也会有所差异。除此之外，还可以据此判断经过治疗细菌是否有所减少。

牙周炎病原菌的复查，一般在6~12个月后进行。

"抗体检查"，是根据检查血液中的抗体来判断患者是否患有牙周炎。

如果细菌之类的异物侵入了人体，为了将其排除，人体的免疫细胞会产生相应抗体。抗体会跟特定的抗原结合，抑制它们的活性和毒性。

抗体检查，是检查血液中是否存在某些抗体及其含量，据此可以推测是哪种抗原，也就是说，是哪种牙周病细菌和毒素侵入了人体。根据从指尖采集的血液，可以检查出感染牙周病细菌以及炎症的程度和牙周炎的病程。

抗体检查有望在牙科医院的专业诊断之前发现牙周炎的潜在患者，让他们在发病前接受治疗。

检查牙周病细菌的感染状态和种类

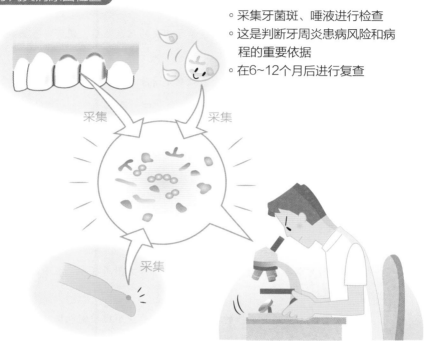

牙周炎病原菌检查

- 采集牙菌斑、唾液进行检查
- 这是判断牙周炎患病风险和病程的重要依据
- 在6~12个月后进行复查

采集　采集　采集

抗体检查

- 从指尖取血进行检查
- 可以得知患者感染牙周炎细菌的状态和程度

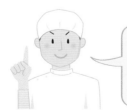

抗体检查有望在牙科医院的专业诊断之前发现牙周炎的潜在患者，让他们在发病前接受治疗。

牙周炎的基础治疗

治疗的基础是清除牙石和牙菌斑

完成了各种各样的检查，掌握了牙周炎的状态之后，便可以根据病程实施相应的治疗手段。

在任何阶段，牙周炎的治疗基础都是清除牙石和牙菌斑。清除口腔内的牙菌斑，使口腔环境保持在正常状态，称为"控制菌斑"。

牙周炎是一种起始于附着在牙齿上的菌斑中的牙周病细菌，随着牙周病细菌的增殖逐渐恶化的疾病。无论病情轻重，清除聚集了牙周病细菌的牙菌斑都是非常有效的治疗方法，这也是进行任何后续治疗所必需的。

想要控制菌斑，除了患者自身进行的"自主菌斑控制"，还有牙科医院的医生和齿科卫生士实施的"专业菌斑控制（专业的口腔护理）"。

自主菌斑控制主要靠牙刷和牙线的使用，也就是牙齿清洁工具。只不过单纯靠自己用牙刷和牙线清洁，是不能清除掉强力附着在牙齿表面的生物膜和牙石的。

这时，就需要进行专业的菌斑控制了。专业菌斑控制包括"牙周洁治术"和"刮治术"。

自主菌斑控制和专业菌斑控制都是不可或缺的。认真执行这两项治疗计划的话，轻度牙周炎是可以治愈的，还可以阻止牙周炎进一步恶化。

 齿科卫生士 牙科诊所和医院里负责指导牙科保健的人。拥有国家资格，可以使用器械清除牙石，还可以在患者口腔中进行治疗。

80

控制菌斑需两人三足协力完成！

清除口腔内的菌斑使其保持在正常范围被称为"控制菌斑"，方法有两种。

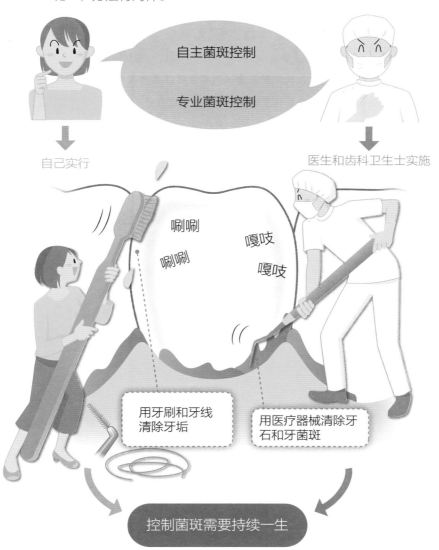

自主菌斑控制

专业菌斑控制

自己实行

医生和齿科卫生士实施

喇喇
喇喇

嘎吱
嘎吱

用牙刷和牙线清除牙垢

用医疗器械清除牙石和牙菌斑

控制菌斑需要持续一生

清除菌斑是自主菌斑控制和专业菌斑控制的共同目的。

菌斑有附着在牙龈上的龈上菌斑，还有牙龈下、积存在牙周袋内的菌斑。

虽然牙龈上附着的菌斑可以通过刷牙清除，但是没法清除牙周袋中积存的菌斑和牙石。这时，去医院接受专业的菌斑控制就显得十分重要了。

在牙周袋还比较浅的阶段，要使用名为洁治器的前端尖锐的器械，来清除牙齿表面和牙周袋内附着的菌斑和牙石。这一过程称为"洁治术"。

洁治术分为用手持器械刮落的手用器械洁治法，和用25000~40000Hz的超声波震动击碎牙石的超声波洁牙机洁治法。

初期的牙周炎，可以通过自主菌斑控制和牙周洁治术让牙龈恢复到健康状态，不过，如果有了进一步发展，就需要进行"龈下刮治术"了。

龈下刮治术是使用名为匙形刮治器的器械，将龈上洁治术无法清除的残留在牙周袋深处的菌斑和牙石刮出，将牙根面整理平滑。

在接受了龈上洁治术和龈下刮治术之后，牙周病细菌导致的炎症还不见改善的情况下，需要进行外科治疗。

还有，龈上洁治术和龈下刮治术之后，会更容易因为冷热受到刺激。这是因为清除牙石会使牙周组织变得更加敏感。不过这只是暂时性的，很快就会恢复，不需要担心。

用语解说　匙形刮治器　牙科所用的医疗器械。握把顶端有非常细的匙状金属部件，主要用于清除牙龈缘上和牙龈缘下的牙石。

两种专业的菌斑控制法

在牙科医院接受的菌斑控制方法，根据症状分为两种

1 龈上洁治术　　清除较浅牙周袋的菌斑和牙石

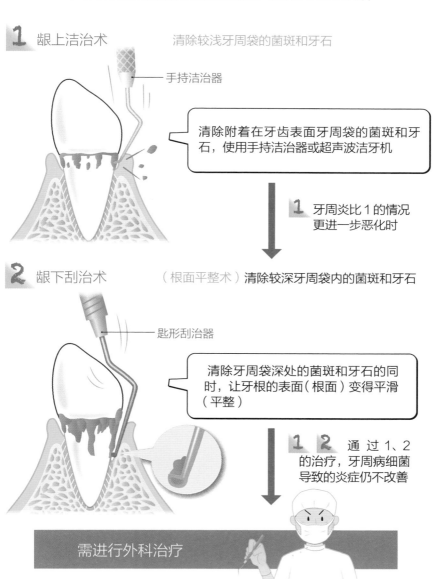

手持洁治器

清除附着在牙齿表面牙周袋的菌斑和牙石，使用手持洁治器或超声波洁牙机

1 牙周炎比1的情况更进一步恶化时

2 龈下刮治术　　（根面平整术）清除较深牙周袋内的菌斑和牙石

匙形刮治器

清除牙周袋深处的菌斑和牙石的同时，让牙根的表面（根面）变得平滑（平整）

1 2 通过1、2的治疗，牙周病细菌导致的炎症仍不改善

需进行外科治疗

与基础治疗同时进行的"咬合调整"

为了减轻牙周组织的破坏

与龈上洁治术等牙周炎的基础治疗同样重要的是咬合的调整。咬合关系不良的话，会成为牙周炎进一步发展恶化的原因。

正常的咬合是上颌的牙列和下颌的牙列可以完美地贴合在一起，咀嚼的时候所有牙齿都受力均匀的状态。

闭上嘴的时候只有牙尖互相接触，不将上下颌左右错开就无法用里面的牙咀嚼食物，进食时和进食后下颌有不适感，这些都是咬合关系不良的表现。咬合关系不良的话，也许会在口腔内引起一些问题的。

首先，让特定的部位承受巨大的负担，本身就有问题。承受过大的力的话，牙齿表面的牙釉质会渐渐磨损，或产生细小的裂痕。菌斑容易在那里积存，之后，牙周病细菌和其产生的毒素与酶会侵入柔软的牙齿内部。

牙槽骨也逃脱不了受影响的命运。在所有的牙齿都可以完美平衡地咬合的情况下，牙槽骨受到的力也会分散开来。然而，只有特定的牙齿承担咀嚼任务的话，会导致只有支撑那些牙齿的牙槽骨不停受到物理刺激，会加快骨头的破坏进程。这样一来，牙槽骨的吸收速度会变快，牙周炎会进一步恶化。

咬合关系的不良，跟肩酸和头痛等全身症状也有一定关联。治疗牙周炎时，考虑口腔内状态的同时，还需要注意咬合关系的治疗。

咬合关系不良会促进牙周炎恶化

◇ 咬合关系良好 ◇

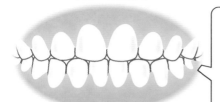

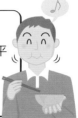

- 上下牙齿完美贴合
- 咀嚼的时候，受力可以平衡分散
- 牙列是漂亮的半圆形

◇ 咬合关系不良 ◇

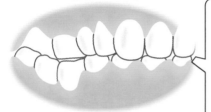

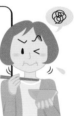

- 只有牙尖相互接触
- 不将上下颌左右错开就无法用里面的牙齿咀嚼
- 咬合面嘎吱作响
- 进食中和进食后下颌有不适感

这样一来口腔内就会……

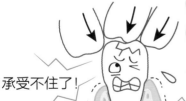

使特定的牙齿和牙周组织产生负担，增加牙周炎恶化的风险！

承受不住了！

要坏掉了！

不做些什么的话……

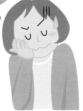

咬合关系不良的原因

与牙周炎的进展密切相关的咬合关系不良，是什么原因引起的呢？

首先能想到的就是，这是天生的。由于天生牙齿的数量和形状异常，或者下颌骨较小，导致牙齿排列不齐，因而咬合关系不良。

后天的形成因素中，有这样的案例：由于蛀牙等原因导致牙齿缺失，并且不做处理的话，空隙两侧的牙齿会渐渐移动。咀嚼食物的时候，牙齿会受到很大的力，如果有间隙，牙齿就会逐渐歪斜。

乳牙替换为恒牙的时期，在乳牙变成了龋齿或者无法掉落时，如果放着不管的话，就会发生恒牙从别的地方长出的情况。

小孩子吮吸手指或者咬嘴唇的习惯也不能轻视。乳牙产生移动的话，会影响之后萌出的恒牙的位置。若是到了一定年纪，小孩如果还是无法改掉吮吸手指的习惯的话，就需要强行制止了。

很难注意到的是，咽口水或者说话的时候，舌头向前顶的习惯。还有因为鼻塞等原因，总是习惯张口呼吸的人，他们的门牙或许会受到影响。

不适宜的牙科治疗导致咬合关系不良的情况也常有发生。例如，安装假牙和牙桥的时候，没有调整好咬合关系，覆盖物的形状不正确等。

牙科治疗之后，如果感到不适，或者进食的时候有哪里不舒服，请不要有顾虑，立刻找牙科医生商量。

咬合关系的异常，从根本上讲，是因为牙周膜的缓冲机能，以及咀嚼时上下颌会稍微错开，这些无意识的调整，自身是很难察觉到的。

咬合关系的异常有很多原因

1 牙齿数量和形状异常以及下颌骨较小等先天原因

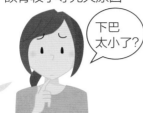

下巴太小了？

2 拔牙之后不做处置

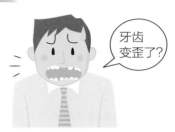

牙齿变歪了？

3 无法掉落的乳牙放置不管，导致恒牙从别处生长

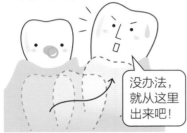

没办法，就从这里出来吧！

4 儿童时期的癖好

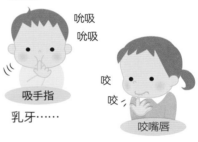

吮吸
吮吸
吸手指
乳牙……

咬
咬
咬嘴唇

5 嘴巴一直在张开状态

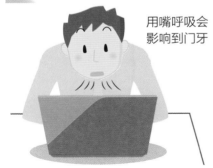

用嘴呼吸会影响到门牙

6 不适当的牙科治疗

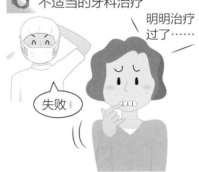

明明治疗过了……

失败

接受治疗之后感觉到异样或者不适的时候，记得去找牙医治疗！

治疗牙周炎时进行牙列矫正。

说起牙列矫正，大部分人对它的印象是"为了把牙齿的排列变得更加整齐美观"。不过，如上所述牙列不齐的话，就不止会使刷牙变得困难，还会使牙槽骨受损，导致牙周炎进一步恶化。不仅如此，不断恶化的牙周炎会引起牙槽骨吸收，牙齿移位。咬合关系的不良对下颌骨和颞下颌关节的影响也很大，甚至会引起全身性的不适。

牙列矫正，不仅对牙周炎，对全身的健康而言都是有好处的。

需要进行牙列矫正的有以下几类："丛生（排列不齐、双层牙）""上颌前突（龅牙）""下颌前突（地包天）""开合（前牙无法咬合）""深覆牙合（咬合过深）""牙列稀疏（牙齿缝隙大）"等。

所谓牙齿矫正，是将名为"托槽"的器械都装在每一个牙齿上，然后用金属丝和橡胶加力移动。托槽有金属材质的金属托槽以及更美观的陶瓷托槽和塑料托槽。

移动牙齿的关键是牙槽骨的代谢系统。往想要移动的方向施力，牙槽骨会逐渐被多余的力破坏掉，牙齿会稍稍移动。移动之后产生的空隙里，牙槽骨会再生出来支撑住牙齿。

这大概需要每月操作一次，让牙齿一点一点移动。牙齿的移动速度大约保持在每月1mm。因此，牙列矫正一般会花上1~2年，长的有时会需要3年以上。

"牙列矫正"的方式

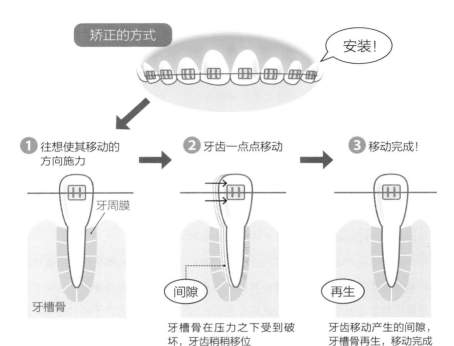

矫正的方式

安装!

1 往想使其移动的方向施力

牙周膜

牙槽骨

2 牙齿一点点移动

间隙

牙槽骨在压力之下受到破坏，牙齿稍稍移位

3 移动完成!

再生

牙齿移动产生的间隙，牙槽骨再生，移动完成

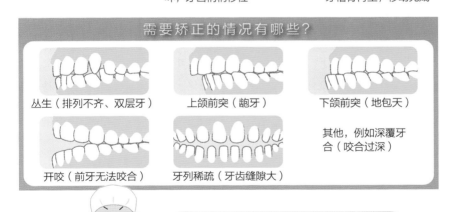

需要矫正的情况有哪些？

丛生（排列不齐、双层牙）

上颌前突（龅牙）

下颌前突（地包天）

开咬（前牙无法咬合）

牙列稀疏（牙齿缝隙大）

其他，例如深覆牙合（咬合过深）

还有通过换上透明的护齿，来进行牙齿咬合的方法!

牙周炎的外科治疗

牙周炎不断恶化，使牙槽骨萎缩，牙周袋加深之后，就算接受了龈上洁治术和龈下刮治术，也无法治愈炎症。这种情况下，要行外科治疗。

牙周炎的外科治疗有三个目的："菌斑、牙石的清除""牙齿周边组织的再生"和"牙齿周围组织的形成"。

龈上洁治术和龈下刮治术对于专业菌斑控制来说，是十分有效的。只是，牙周袋的深度如果超过了5mm，器械会无法到达牙周袋的底部，就无法用肉眼观察到菌斑和牙石，因此不能充分将它们清除。这时，就需要用手术刀将之前够不到部位的软组织切开，便于菌斑和牙石清除掉。

一般牙周袋达到那个深度的时候，牙槽骨等牙周组织也都受到了相当程度的破坏。牙龈也因严重的炎症而肿胀，因此刷牙会变得更加痛苦。外科治疗，是通过切除患部组织，再适当地促进再生，使得牙周袋变浅，牙龈回到健康状态。将生病的组织与牙周病细菌一同清除掉，使得牙龈和牙周膜等的正常活动不受干扰，尽快再生。

除此之外，牙龈和牙槽骨损坏严重的情况下，可以通过外科手术来完成。牙周袋过深的情况下，如果切除了生病组织，牙根就会暴露在外。一旦变成了这样，不但看着不雅观，牙齿也会变得不稳定。而牙齿不稳定会导致牙槽骨再度受到破坏，因此抑制牙周炎的进展还有这一层意义。

牙周炎外科治疗（手术）的目的

牙周炎外科治疗的目的分为三大块

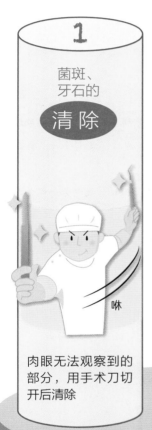

1

菌斑、
牙石的

清除

肉眼无法观察到的
部分，用手术刀切
开后清除

咻

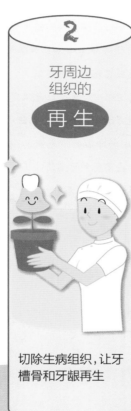

2

牙周边
组织的

再生

切除生病组织，让牙
槽骨和牙龈再生

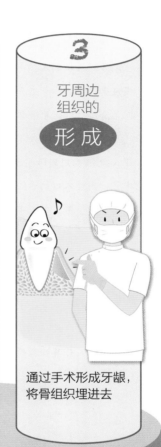

3

牙周边
组织的

形成

通过手术形成牙龈，
将骨组织埋进去

目 的

"牙周袋搔刮术"和"牙周翻瓣术"

牙周炎的外科治疗中，最简单的一种是"牙周袋搔刮术"。

所谓搔刮，是将身体表面和体腔的内容物搔刮出。牙周袋搔刮术是在麻醉患部之后，用刮匙朝向牙周袋的内壁，将内壁上附着的牙石等物搔刮下来。

牙周袋搔刮术，可以清除掉龈上洁治术和龈下刮治术无法清除干净的牙周袋底部的菌斑、牙石和因炎症坏死的结缔组织。

清洁过后的牙根部，周围组织会再生，牙龈变得紧致，牙周袋变浅。

牙周袋的深度如果超过了5mm，器械会无法到达牙周袋的底部。牙周袋过深，就很难用肉眼确认菌斑和牙石的有无及其位置。这时，就需要行"翻瓣术"，用手术刀切开组织，将菌斑和牙石清除干净。

翻瓣手术，首先要将牙龈麻醉，再用手术刀切开、翻起，暴露牙齿根部。之后，将牙石和发炎坏死的牙周组织剔除，最后缝合牙龈。

用手术刀切开牙龈的优点之一，是可以用肉眼直接地观察到牙石和牙周组织的状态，并加以清除。手术时间大概1~2h。术后需要服用止痛药和消炎药，通常术后到拆线需要一周时间。

缝合之后的牙龈，往往会比之前要低一点。这是因为牙龈会朝着牙冠的方向再生，虽然某种程度上可以改善一些，但是没法恢复到跟原先一模一样。

牙周炎的外科治疗（手术）

牙周袋的深度是？

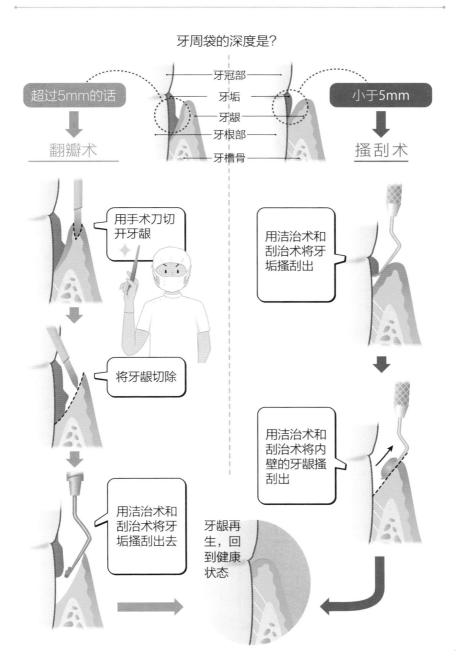

超过5mm的话

翻瓣术

牙冠部
牙垢
牙龈
牙根部
牙槽骨

小于5mm

搔刮术

用手术刀切开牙龈

将牙龈切除

用洁治术和刮治术将牙垢搔刮出去

用洁治术和刮治术将牙垢搔刮出

用洁治术和刮治术将内壁的牙龈搔刮出

牙龈再生，回到健康状态

让失去的骨骼再生①——"GTR法"

接受了牙周袋搔刮术、翻瓣手术之后，牙齿周围组织的状态会变好，渐渐恢复到之前的健康状态。

尽管牙龈可以通过再生而修复，而遭受破坏的牙槽骨、牙周膜和牙骨质等牙周组织并不能恢复到之前的状态。

接受过手术的患部，牙龈上皮组织、结缔组织、牙周膜和牙槽骨的细胞，都会为了恢复到原先的状态而被激活。然而，这其中增殖速度最快的是牙龈上皮细胞，因此，本应由骨骼填补的空间也会被上皮组织占据。这样一来，在牙槽骨等其他组织再生之前，修复就结束了。

为了防止这一现象发生的手术叫作"GTR法（牙周引导组织再生术）"。

GTR法是通过翻瓣手术将牙石和坏死牙周组织清除之后，在牙龈和牙根之间插入一个人工保护膜"GTR膜"，然后再将牙龈覆盖在上面缝合起来。用GTR膜妨碍上皮细胞的增殖，牙槽骨等其他牙周组织就可以顺利再生了。

GTR膜分为可吸收性膜和不可吸收性膜。如果使用的是不可吸收性膜，要在术后4~6周间，手术将GTR膜取出。

想要避开二次手术的话，可以选择可吸收性膜。这样一来，GTR膜会随时间而融化，渐渐被牙周组织吸收。手术后2~3周拆线，约2~3个月后检查患部是否正常再生。

只是牙周病的扩散范围过大的话，就无法用GTR法治疗了。此时需要的就是"釉基质蛋白衍生物法"了。

促进牙槽骨和牙周膜再生的手术"GTR法"

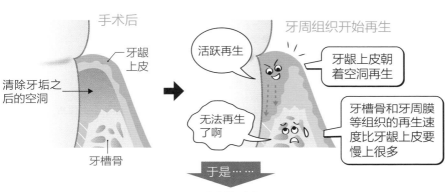

仅在翻瓣术的情况下

手术后

牙龈上皮

清除牙垢之后的空洞

牙槽骨

活跃再生

牙周组织开始再生

牙龈上皮朝着空洞再生

无法再生了啊

牙槽骨和牙周膜等组织的再生速度比牙龈上皮要慢上很多

于是……

GTR法

（让牙龈跟牙槽骨、牙周膜和牙龈的结缔组织可以平衡地再生）

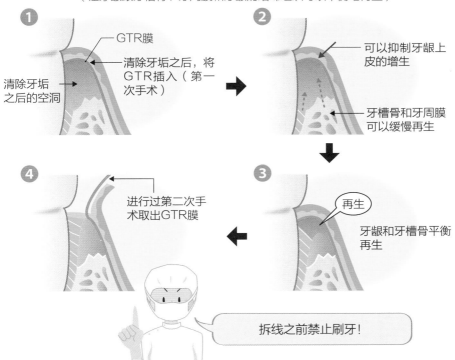

1 GTR膜

清除牙垢之后，将GTR插入（第一次手术）

清除牙垢之后的空洞

2 可以抑制牙龈上皮的增生

牙槽骨和牙周膜可以缓慢再生

4 进行过第二次手术取出GTR膜

3 再生

牙龈和牙槽骨平衡再生

拆线之前禁止刷牙！

让失去的骨骼再生②——"釉基质蛋白衍生物法"

GTR法是能够修复被破坏的牙槽骨等牙周组织的一种十分重要的手术方式。只是，日本人中有相当多的人天生牙龈较薄，因此对牙科医生的技术要求较高，而为了去除GTR膜必须要进行二次手术，这便是GTR的一大缺点。

为了弥补这一缺陷而被开创的新型牙周组织再生疗法便是"釉基质蛋白衍生物法"。

釉基质蛋白衍生物法，是为了代替GTR膜促进牙周组织再生，使用一种名为"Emdogain凝胶（全名釉基质蛋白衍生物）"的医疗材料。

釉基质蛋白凝胶里面含有从猪的牙胚里提取的一种蛋白质。这种蛋白质在牙齿生长时起到很重要的作用，因此将其涂抹在患部，可以创造出类似牙齿生长的环境，促进骨骼的再生。

手术时，首先要麻醉之后将牙龈切开。跟翻瓣术一样，用刮匙等器械将牙周袋深部的菌斑、牙石和炎症坏死的牙龈组织清除干净。用柠檬酸将牙根表面处理过后，用生理盐水清洗干净。这么做是为了使釉基质蛋白凝胶可以牢固地附着在牙根上。

之后，在牙根上涂抹釉基质蛋白凝胶，缝合牙龈。釉基质蛋白凝胶会随着骨骼的再生被组织细胞吸收掉。

术后2~3周内拆线，2~3个月后，复查患部的恢复情况。

釉基质蛋白衍生物法，以"生物再生法"这一名称，在部分医疗机构被日本厚生劳动省承认，作为先进医疗技术投入使用。

先进医疗　由日本厚生劳动省认定的，有高度技术要求的医疗或新型治疗方法。先进医疗所需的医疗费全部由患者个人承担。

釉基质蛋白衍生物法

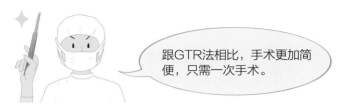

跟GTR法相比,手术更加简便,只需一次手术。

釉基质蛋白衍生物法的步骤

从猪的牙胚里提取的一种名为"釉基质蛋白衍生物"的蛋白质,可以促进牙周组织的再生。

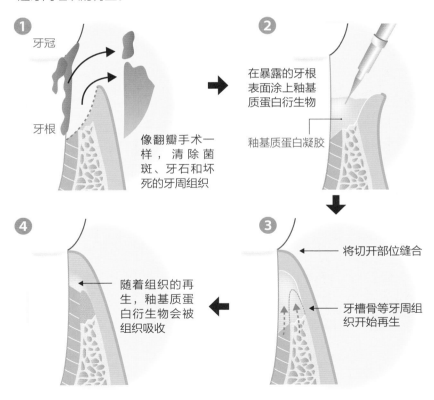

1 牙冠 牙根 像翻瓣手术一样,清除菌斑、牙石和坏死的牙周组织

2 在暴露的牙根表面涂上釉基质蛋白衍生物 釉基质蛋白凝胶

3 将切开部位缝合 牙槽骨等牙周组织开始再生

4 随着组织的再生,釉基质蛋白衍生物会被组织吸收

釉基质蛋白衍生物法,以"生物再生法"这一名称,在部分医疗机构被日本厚生劳动省承认,作为先进医疗技术投入使用。

修复牙龈的牙周形成手术

随着牙周炎的进展，牙龈会因为萎缩或者肿胀而变形，显得十分不雅观。经过治疗牙龈消肿，也会出现牙齿长时间暴露在外的情况。

牙龈退化而导致牙根暴露的状态被称为"牙根外露"，患者会因为不美观而感到压力，刷牙时也会感到不适，还会对菌斑控制产生障碍。除此之外，由于牙齿敏感，食用冷饮时会感到刺痛，对生活产生不便。暴露在外的牙骨质十分脆弱，因此刷牙时容易被磨损，容易招致牙周炎的复发。

至此介绍的外科治疗，都需要依靠牙周组织的再生，不过也有外科手术，可以更好地促进牙周组织的恢复，那便是"牙周形成手术"。

牙周形成手术，有各种各样的术式，其中最常用的便是将别处的组织移植覆盖在暴露在外的牙根表面的"根面覆盖术"。

根面覆盖术主要将上颌内侧的牙龈切下用于移植。手术时长约为1h。

根面覆盖术的优点是，用活的组织覆盖牙根，可以使其保持在良好的状态。可以照常刷牙，患者满意度高。

只是，根面覆盖术适用于牙齿间的牙龈无退化，仅仅表面牙龈退化的情况下。若牙齿周围的牙龈全都退化或者上颌牙龈过薄的话，是无法施行这种手术的。

除了牙龈，牙槽骨破坏的部分，可以通过移植自体的骨头或者人造骨的"植骨术"来治疗，目的是改善牙齿的机能和外观。"植骨术"与GTR法和釉基质蛋白衍生物法同时进行。

 用语解说　牙齿敏感　没有龋齿或者炎症，却会因为冷刺激和牙刷的刺激感到刺痛。是由于牙齿表面的牙釉质丧失、牙本质暴露而引起的。

暴露的牙根面的改善手术

牙根露出的状态称为"牙根外露"

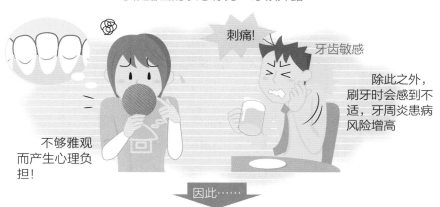

刺痛!

牙齿敏感

除此之外，刷牙时会感到不适，牙周炎患病风险增高

不够雅观而产生心理负担!

因此……

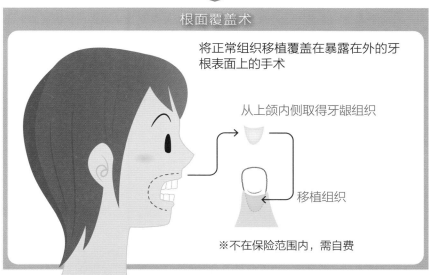

根面覆盖术

将正常组织移植覆盖在暴露在外的牙根表面上的手术

从上颌内侧取得牙龈组织

移植组织

※不在保险范围内，需自费

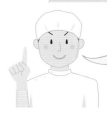

根面覆盖术适用于牙齿间的牙龈无退化，仅仅表面牙龈退化的情况下。

治疗后需要维持良好的状态

预防复发的关键是菌斑控制

患上牙周炎，就算接受了适当的治疗并痊愈，也不能就此掉以轻心。在治疗之后，为了防止牙周炎的复发，使口腔保持在健康状态，需要定期去医院进行"保养"。

好不容易花费了时间和金钱接受治疗，却因为懈怠于保养而导致病情复发，不得不再次治疗的也大有人在。这样一来，许多案例病情不但会比最初的一次更严重，治疗的选择面也会变窄。因此，保养对牙周炎甚至全身的健康来说，都是非常重要的。

保养的目的是复查治疗过的部位以及牙周炎复发的早期发现，不过其中的关键是菌斑控制。

就算通过龈上洁治术和外科治疗清除了菌斑和牙石，遗憾的是，这样并不代表清除了所有的牙周病细菌。牙齿一旦懈怠于清理，导致菌斑积存的话，牙周病细菌很可能会大量增殖，以致需要再次治疗。

这时我们需要的就是，抑制菌斑积存的生活方式。

治疗牙周炎的时候，医生一定会指导正确的清洁牙齿方式。保养的时候也一样，医生会确认牙齿清洁方式，必要的情况下会进行相应指导。可以趁着保养的机会，纠正自己的刷牙习惯，使刷牙效果变得更好。

进食和刷牙的时间，以及吃过多的甜食和点心等生活习惯都会对菌斑的积存造成影响。还有糖尿病和高血压等会对牙周炎造成影响的全身性疾病，趁着保养的机会重新考量，也是不错的选择。

治疗后也不可或缺的牙齿保养

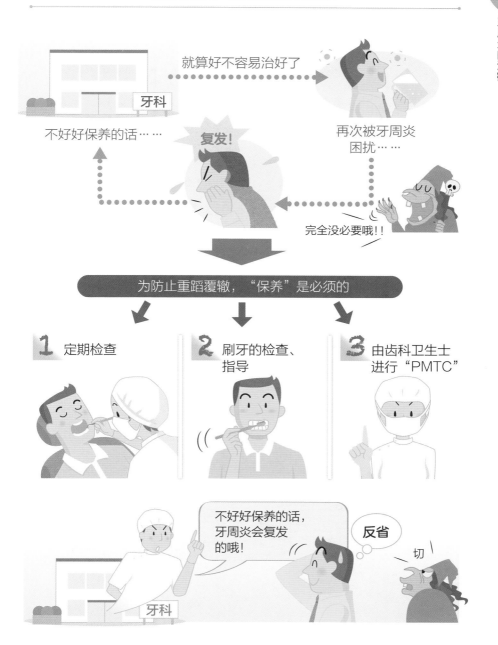

就算好不容易治好了

牙科

不好好保养的话……

复发!

再次被牙周炎困扰……

完全没必要哦！！

为防止重蹈覆辙，"保养"是必须的

1 定期检查

2 刷牙的检查、指导

3 由齿科卫生士进行"PMTC"

不好好保养的话，牙周炎会复发的哦！

反省

切

牙科

　　为防牙周炎复发，能给菌斑控制提供强力支援的便是由齿科卫生士实施的"PMTC（专业化机械性牙齿清洁）"。这是用专业的器械进行牙齿清洁。

　　菌斑控制是牙周炎护理的基本，包括预防、治疗以及防止复发。就算自己坚持通过刷牙来进行菌斑控制，可再怎么仔细，也会有残留，牙周袋中也会积存菌斑。而且，一旦菌斑形成了生物膜，就无法通过刷牙清除了。

　　因此，就需要趁着保养的时候，通过专业手法将菌斑彻底清除干净。

　　齿科卫生士操作专业的器械，使用研磨剂打磨牙齿。研磨剂不会伤害牙釉质，但是可以去除生物膜。牙齿之间的缝隙等器械够不到的地方，会使用牙线或者专业的水牙线。

　　将研磨剂冲洗掉之后，在牙齿上进行氟化物的涂布，以防龋齿。

　　接受了PMTC之后，会感到口腔内十分清爽，牙齿也变得光滑了。这是因为，牙齿表面经过处理，生物膜等牙垢都被清理干净，新的菌斑也难以形成。饮食和吸烟导致的牙齿着色也可以清理干净。

　　除此之外，还有一种名为"LDDS（局部给药系统）"的处理，是将药剂涂布在牙周袋，以此减少牙周病菌。

定期接受"PMTC"检查!

"PMTC"是由齿科卫生士实施的专业牙齿清洁

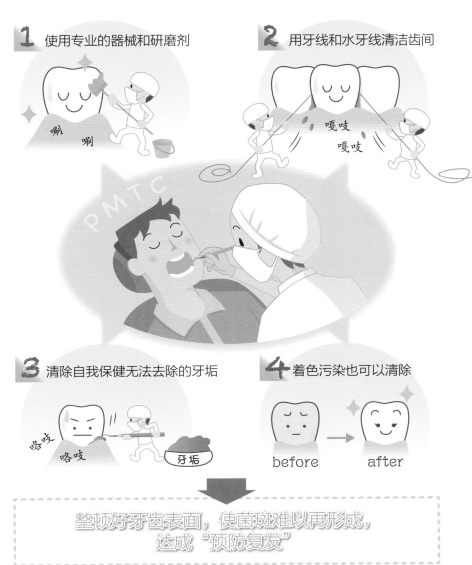

1 使用专业的器械和研磨剂

唰
唰

2 用牙线和水牙线清洁齿间

嘎吱
嘎吱

3 清除自我保健无法去除的牙垢

咯吱
咯吱
牙垢

4 着色污染也可以清除

before → after

整顿好牙齿表面,使菌斑难以再形成,
达成"预防复发"

牙周炎的保养，最少要半年一次，有时视情况而定，需要2~3个月进行一次。由于口腔内的牙周病菌不可能全部清除，因此牙周炎是一种十分容易复发的疾病。

接受过牙周炎治疗的话，说明患者至少是易患牙周炎的体质，或者生活习惯和健康状况存在患病条件。好不容易通过治疗让牙齿回归了健康状态，为了维持这一状态，定期保养也是必须的。"牙周炎又不是什么治不好的病，所以感觉到了异常再去检查也不迟。"这么想的人请不要忘记了，对于牙齿治疗来说，早期发现、早期治疗是十分重要的。

不幸的是，也有很多人不愿花时间保养，以致没能及时发现牙周炎的复发，导致移植物和牙科固定桥丧失功能，甚至失去可以咀嚼的牙齿。

通过保养和定期的健康检查，可以在自觉症状出现之前的阶段就发现牙周炎的复发。在症状很轻的时候接受治疗，不但可以缩短治疗时间、减轻治疗费用，最重要的是能够降低失去牙齿的风险。

除此之外，去保养的同时，可以让医生帮忙判断自己刷牙的效果，并接受专业人员的指导，这也是其一大优点。到底是每天都要重复做的事，一不小心就会养成错误的刷牙习惯。

特别是有植入和牙科固定桥的患者，刷牙时候需要更加细心。

还有，通过保养得知了自己牙齿状态的话，有助于改善之后的自我保健和生活习惯。与牙周炎的斗智斗勇是会持续一生的，找到一个医护人员优秀的牙科医院，大家一起来齐心协力共同守护牙齿的健康！

预防牙周炎不可或缺的专业指导

接受治疗的患者　　　　　　　专业指导

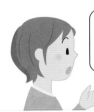

保养可以将牙周病细菌全部清除吗?

并不能彻底清除，因此牙周炎很容易复发。

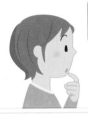

真的有人更容易得牙周炎吗?

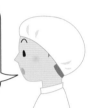

接受过牙周炎的治疗的话，说明患者可能是易患牙周炎的体质，或者生活习惯和健康状况存在患病条件。

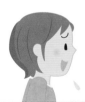

感觉到异常之后再去做保养，可以吗?

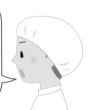

早期发现、早期治疗是十分重要的。因此就算没有症状，也请 2~3 个月保养一次。

即……

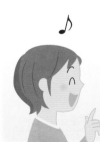

原来如此!

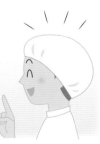

为防牙周炎复发，定期的保养和专业的指导是必不可少的!

选择拔牙

恒牙一旦长出，就不可能再次新生替换，因此牙齿是非常宝贵的。

尽可能保留牙齿的治疗方式是现在牙科治疗的主流。治疗牙周炎时，这一主旨也是不变的。不过，还是会出现有不得不选择拔牙的情况。

牙周炎是一种会因为炎症导致牙槽骨吸收的疾病。而且，起病初期并没有什么明显的自觉症状，待它悄悄发展之后，才会有特征性症状出现。因此，有很多患者注意到的时候，牙周炎已经相当严重了。

牙周炎发展到一定程度，牙齿会变得不稳定，咀嚼的时候会摇摇晃晃，使牙槽骨受到物理性刺激。就算如此，还不肯拔牙，强行保留牙齿的话，牙槽骨会破坏得更厉害，最终变得无法支撑牙齿。

到了这个地步，就算将坏掉的牙齿拔掉，也会因为牙槽骨吸收造成牙槽骨功能衰退，骨组织变得十分脆弱，甚至很可能导致无法选择义齿修复。这样一来，尽早将牙齿拔除，反而造成的不利影响更小。

经过治疗，炎症还不消退，或者牙周炎已经入侵了牙根内部的牙齿，由于会对周围的牙齿造成危害，所以应该选择拔除。

炎症不断反复的话，患处释放的细胞因子会对全身疾病产生影响，因此不能放任不管。

除此之外，严重的龋齿、牙根折断的牙齿和生长位置异常的牙齿等，这些都是需要选择拔牙的对象。与牙科医生仔细商量一下吧。

需要拔牙的时候

出于无奈，不得不拔除牙齿的条件，主要有以下6种

1 牙槽骨吸收，牙齿摇摇晃晃

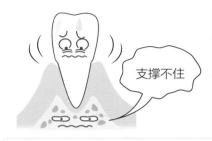

支撑不住

2 治疗后炎症仍不消退

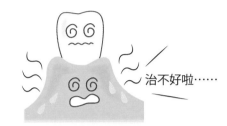

治不好啦……

3 非常严重的龋齿

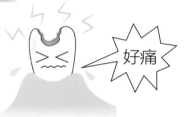

好痛

4 牙根折断

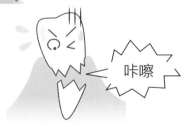

咔嚓

5 牙周炎侵入了牙根内部

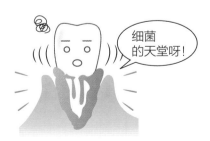

细菌的天堂呀！

6 牙齿生长位置异常

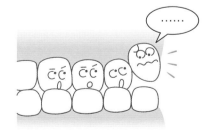

……

迫不得已将牙齿拔掉之后，绝对不能就那么放着不管。

我们的上下颌上各生有14颗恒牙，共计28颗（除去智齿）。

不过，要是有人认为"拔掉一颗而已，还剩下好多颗呢，不碍事的"，或者"白齿的话，拔掉也看不出来，没关系的"，那可是大错特错。

牙齿，看起来是一颗一颗独立生长的，但其实它们还有相互支撑的机能。也就是说，牙齿排成列，通过咬合动作咀嚼食物的时候，可以将强大的压力分散开来承受。

举个例子，将下面的白齿拔掉一颗，留下的空隙就那么放着不管。咀嚼食物的时候所受到的力，会渐渐让两侧的牙齿向着空隙倾斜。被拔掉的牙齿所对应的上牙，也会渐渐向下生长。

以上三颗牙歪斜之后产生的空隙，会继续对其两侧的牙和对应的牙产生影响，导致它们错位。最终，口腔牙列全体都会产生紊乱，咬合关系也会变得乱七八糟。这样一来，牙齿的磨损会加剧，牙齿间产生的间隙也更容易积存污垢，更易患上牙周炎和龋齿。

除此之外，由于说话发音时也会用到牙齿，上述情况还会导致发音变得奇怪。失去牙齿还会使脸颊的线条产生变化，对容貌产生影响。

综上所述，就算只失去一颗牙齿，其产生的影响也不容小觑，所以请务必用填充物填补牙齿缺失造成的空隙。

填补空隙的方法有，"牙科固定桥""可摘局部义齿"和"种植牙"。

拔牙的影响不容小觑

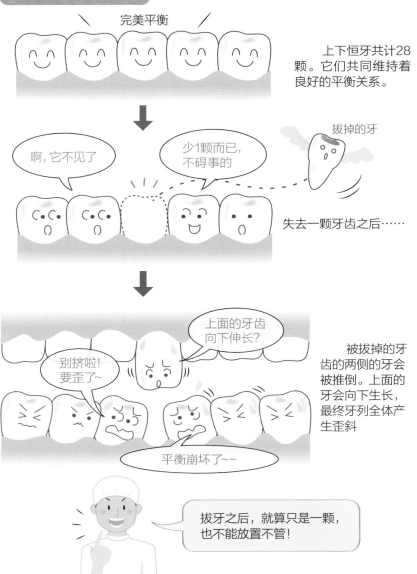

完美平衡

上下恒牙共计28颗。它们共同维持着良好的平衡关系。

拔掉的牙

啊，它不见了

少1颗而已，不碍事的

失去一颗牙齿之后……

上面的牙齿向下伸长?

别挤啦!要歪了~

被拔掉的牙齿的两侧的牙会被推倒。上面的牙会向下生长，最终牙列全体产生歪斜

平衡崩坏了~~

拔牙之后，就算只是一颗，也不能放置不管!

支撑健康牙齿，协助植入人工牙的"牙科固定桥"

作为失去牙齿之后的补救方法，最常见的就是"牙科固定桥"。所谓牙科固定桥，是为了能够在失去牙齿的地方植入义齿，用来支持两侧牙齿，就像架起一座桥一样，用于固定的治疗方法。

牙科固定桥，由三部分组成。将两侧像桥墩一样担任着支柱任务的牙齿稍微磨去一些，戴上与义齿相连的牙冠进行固定。缺失两颗牙齿的情况下，会在邻近的三颗牙齿上盖上牙套作为支撑。

牙科固定桥的优点是，义齿可以由两侧的牙齿牢牢地支撑住，咀嚼时就像自己的牙齿一样。不需要像可摘局部义齿一样取下来，也不会有过于明显的不适感。

安装的时候不像种植牙那样需要外科手术，对身体造成的影响也比较小，通常去医院2~3次就可以搞定。以前的牙桥都是金属制成的，现在还有烤瓷材料，外观也显得更加自然。

牙桥不单单是两侧邻近牙齿都装上牙冠进行固定的普通型牙科固定桥（双端固定桥、牙冠牙桥），还有在牙齿内侧贴上固定器的"黏结固定桥"。

牙科固定桥的缺点是，必须要削磨作为桥墩的两个相邻的牙齿。磨除健康牙齿的牙釉质，会增加牙周炎和龋齿的患病风险，以及增加了两侧相邻牙齿的负担，会影响牙齿寿命。

固定桥修复的适应症是，缺失的牙齿为1~2颗，并且临近的牙齿是健康的。

而黏结固定桥的条件更加严格，牙釉质等牙齿的状态、牙齿排列情况，是否有磨牙症等。

用语解说 　**烤瓷**　将无机物烧灼再凝固制作而成的材料，在牙科作为嵌体和义齿的材料使用。成品的颜色和质感都跟牙齿相近，很少会随着时间变色。

拔牙后的处理（一）——牙科固定桥

"牙科固定桥"是将两侧牙齿作为支柱，用义齿填补
被拔掉牙齿的空缺。安装方式有两种。

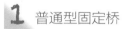 普通型固定桥

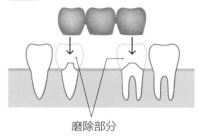

磨除部分

磨除部分很多，因此可以牢牢地
固定住

2 黏结固定桥

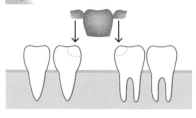

○ 不需磨除牙齿或仅需磨除一小部分
○ 要求牙齿的釉质必须是健全的
○ 固定的力比较弱

◇牙科固定桥的优点和缺点 ◇

优点

○ 能将义齿牢牢固定住
○ 咀嚼时没有不适感
○ 安装过程简单，不需外科
  处理
○ 不需要每天取下来
○ 外观看着自然真实

缺点

○ 必须要磨除临近的牙齿
○ 因此会使牙周炎和龋齿的患
  病风险增高
○ 给两侧牙齿造成负担
○ 有数个条件需要遵守

可以取下的人工牙 ——“可摘修复体”

"可摘修复体"与固定桥和种植牙不同，义齿并非固定，而是能够取下的一种人工牙，这也是一种治疗方法。因为牙周炎失去了多颗牙齿，而无法使用固定桥的案例越来越多，不过可以用可摘局部义齿来填补。

说起义齿，在很多人的印象里是牙齿全部掉光的上了年纪的人所使用的东西，不过"可摘局部义齿"是无关年龄的，任何原因导致牙齿缺失的人都可以使用。

可摘局部义齿分为三种：用名为"卡环"的金属弹性钩，在周围牙齿上固定的"卡环型"义齿；在缺失牙两侧的牙齿上覆盖金属牙冠，然后用磁性固定的"附着体式覆盖义齿"；还有同样是将金属牙冠覆盖在邻近牙齿上，然后在此基础上将局部义齿覆盖其上的"套筒冠式覆盖义齿"。

失去全部牙齿的时候，会使用将义齿的基托固定在牙槽嵴和黏膜的"全口义齿"。

可摘修复体的优点是，不需要进行外科手术，附着体式覆盖义齿和套筒冠式覆盖义齿使用时不需要磨除牙齿，因此相比之下给身体造成的负担也比较小。

由于可以取下，每次进食过后都可以取下来清洗，容易保持清洁是其优点之一。要是出现了牙龈萎缩、咬合关系不良等不适，也能很快调整好。

缺点是，跟固定桥和种植牙比起来，咀嚼力量更弱，更易感到不适。而全口义齿的话，进食中对温度和味道的感觉不敏感，说话也会有一定困难。

由于会对两侧的牙齿造成负担，因此龋齿和牙周炎的患病风险也会增高。而且，取下来很麻烦，卡环型的义齿，很容易就看出这是义齿，有些患者会因此产生心理压力。

拔牙后的处理（二）——可摘修复体

"可摘修复体"主要分为四种类型

 卡环型

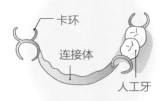

用金属弹性钩（卡环）钩住固定

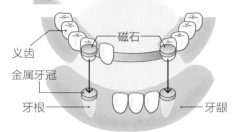 附着体式覆盖义齿

套上金属牙套，然后用磁石固定

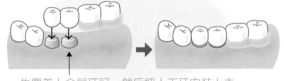 套筒冠式覆盖义齿

先覆盖上金属牙冠，然后把人工牙安装上去

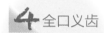 全口义齿

直接将义齿的基托固定在颌上用于支撑

※只有金属材料的卡环型才可以用保险。

◇ 可摘修复体的优点和缺点 ◇

优点

○ 缺失多个牙齿也可以用
○ 对身体造成负担小
○ 做好之后也可以进行调整
○ 可以取下来清洗

缺点

○ 咀嚼力量薄弱
○ 部分患者会感到不适
○ 取下来很麻烦
○ 很容易就能看出是义齿

植入人工牙根的"种植牙"

近年来，越来越多的人为了在失去牙齿后，还能找回自己牙齿的感觉，而选择使用"种植牙"。

所谓种植牙，是在牙槽骨内埋入人工牙根，然后将其作为基础在上面固定人工牙的治疗方法。这是一种可以让患者差不多像以前一样正常咀嚼的划时代的治疗方法。

种植牙主要分为三个部分：作为根基支撑牙齿的"人工牙根（牙根部）"、连接根基和牙冠的"桥梁（基台部）"和"人工牙"。还有人工牙根与基台为一体的类型。

种植牙手术时，首先切开牙龈，暴露颌骨，用钻子开一个孔。在孔中植入种植体，然后用牙龈覆盖、缝合。此时，也可以将假牙安装上去。

上颌约需5个月，下颌约需3个月来等待骨骼和黏膜的愈合。由于种植体使用的是易与骨头结合的金属钛，因此随着颌骨的愈合，种植体可以被牢牢地固定住。

第二次手术时，将覆盖种植体上部的黏膜切开，在种植体上装上基台和人工牙。人工牙由树脂（塑料）或烤瓷等材料制成，因此外观上跟自然的牙齿并没有太大区别。

近年来，为了减轻手术造成的负担，也会采用一次手术就安装好植入体和基台的方式。

不过，两次手术法，就算是因为牙槽骨过少而进行过骨移植的患者，或者骨骼过软的患者也可以使用，被细菌等感染的风险也比较低。这些都是种植牙的优点。

拔牙后的处理（三）——种植牙

"种植牙"是在颌骨里埋入人工牙根固定人工牙的治疗方法。

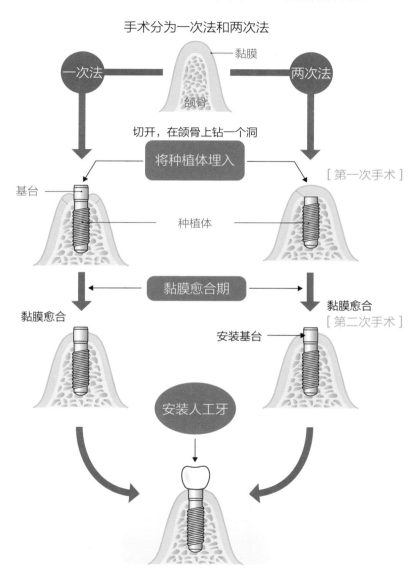

手术分为一次法和两次法

一次法　两次法

黏膜

颌骨

切开，在颌骨上钻一个洞

将种植体埋入

[第一次手术]

基台

种植体

黏膜愈合期

黏膜愈合

黏膜愈合
[第二次手术]

安装基台

安装人工牙

种植牙的优点和缺点

种植牙虽然是划时代的治疗方法，然而手术耗时长，费用高，对身体造成的负担也比较重。在选择种植牙之前，要认真了解它的优点和缺点，之后再做决定。

说起种植牙的优点，最重要的就是它使用时的感觉十分接近自然牙。

由于人工牙根（植入体）是埋在颌骨里的，可以牢牢地支撑住人工牙，因此基本可以像以前一样正常咀嚼。而且安装时不需要磨损两侧的健康牙齿。

除此之外，就算失去了多颗牙齿，甚至颌上的牙齿所剩无几，只要颌骨没有异常，也可以用通过植入多个人工牙或者牙桥的治疗方式治疗。

种植牙的缺点是，并不是所有人都能选择这一方法。要支撑植入体，需要颌骨有一定的骨量。重度牙周炎导致牙槽骨严重吸收的患者和骨质疏松症的患者都不能选择这一疗法。

不过，近些年通过移植骨的"Bone Graft"和用骨填充剂促进骨骼再生的"BGR法（骨再生诱导术）"等方式达到种植牙要求的人也在增多。

还有，吸烟会妨碍植入体与颌骨的结合，因此戒烟是必须的。若是有别的疾病导致全身状态不佳的患者，也不适合种植牙。

跟牙科医生仔细商量，有必要将自己的健康状态和生活环境考虑在内再开始治疗。

用语解说

Bone Graft　指骨移植。种植牙的时候，需要将基底部分埋入颌骨中，因此骨组织不足时，需要进行骨移植。

选择种植牙之前

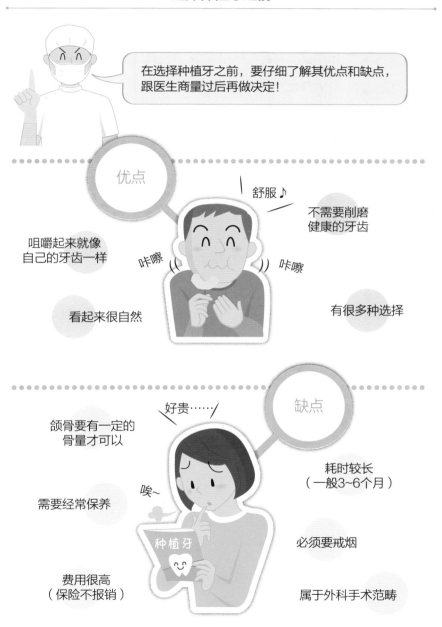

在选择种植牙之前，要仔细了解其优点和缺点，跟医生商量过后再做决定！

优点

舒服♪

不需要削磨健康的牙齿

咀嚼起来就像自己的牙齿一样

咔嚓　咔嚓

看起来很自然

有很多种选择

缺点

好贵……

颌骨要有一定的骨量才可以

唉~

耗时较长（一般3~6个月）

需要经常保养

必须要戒烟

费用很高（保险不报销）

属于外科手术范畴

种植牙

口腔清洁液和有清洁功效的口香糖的效果如何?

随着大家健康意识的增强,近些年越来越多的口腔护理产品充斥着市场。对于因为牙周炎困扰着的人们来说,那些大肆宣扬对牙周炎治疗有效的口腔清洁液(漱口水、液体牙膏)以及有清洁功效的口香糖,成了患者满意的产品。

那么,这些东西到底会对菌斑控制产生多大的效果呢?

就结论而言,守护牙齿健康最基本的是用牙刷刷牙。

若是在口腔清洁液的说明里,注明了其中含有预防牙周炎、杀菌、消炎和防止牙石沉积等作用的成分,便可能会对牙周炎的预防起到作用,但并不会有治疗效果。

有清洁功效的口香糖也一样,用嚼口香糖来代替刷牙的方法是不可行的。

不过这种口香糖可以促进牙齿的钙化,抑制龋齿的发展,还可以通过咀嚼促进唾液的分泌,因此请将它作为预防龋齿的东西来使用。

菌斑作为牙周炎和龋齿的病因,是不能通过刷牙机械地清除掉的。口腔清洁液和清洁功效的口香糖顶多只能当作辅助而发挥作用。

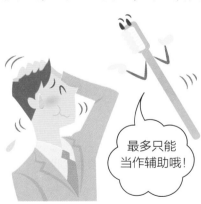

最多只能
当作辅助哦!

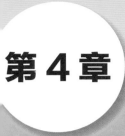

第 4 章

用大家都能接受的方式
治疗牙周炎

牙周炎是一种只要好好接受治疗，大部分案例都能以不失去牙齿告终的疾病。只不过，要想治疗能顺利进行，这里有几个建议想要告诉大家。

选择优秀的牙科医生，接受良好的治疗

治疗需要患者和医生齐心协力

需要接受牙科治疗的时候，任何人都想遇上一位优秀的医生，然后选择一种最适合自己的治疗方式，最终维持在最佳状态吧。

不过，有一点需要牢记，那就是治疗牙周炎时，患者自己的配合是不可或缺的。当然，牙周炎只要接受了适当的治疗，就能抑制其发展，口腔内环境也能得到改善。

只是，牙周炎发病的根本原因是积存的菌斑中的牙周病细菌在作恶，想要去除这一病因，就必须接受菌斑控制。而牙科医院的专业护理和个人护理都具有非常重要的意义。

除此之外，牙周炎治愈之后，为了防止其复发，要继续认真刷牙，并且定期到牙科医院进行保养等，必须做好菌斑控制的措施。

治疗病情发展之后的牙周炎时，拔牙和之后的处理、选择牙桥还是种植牙，跟患者自己的判断有很大关系。必须要了解这些治疗方式的优点和缺点，然后结合它们对自己生活的影响，进行选择。

关于牙周炎的治疗，在治疗中和治疗结束之后，患者自身的态度都有很大的关系。为了能接受让自己满意的治疗，就必须心里默念："我要治好牙周炎"，而不是"去了牙科医院就能接受治疗了"，然后再做出行动。

牙周炎的治疗，是需要患者和牙科医生齐心协力完成的。

治疗牙周炎时患者本人的心理准备是十分重要的

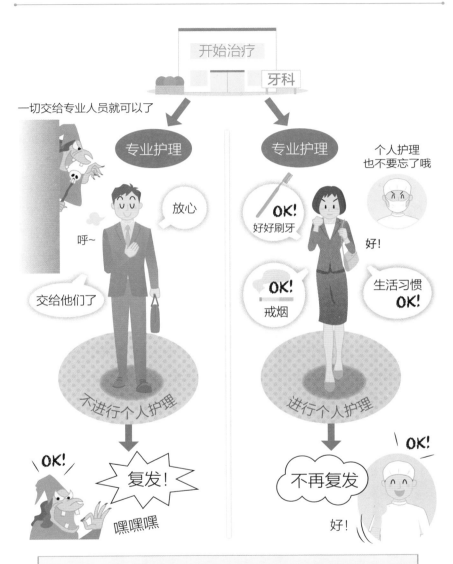

想着："我要治好牙周炎"，而不是"让他们给我治疗吧"，然后再做出行动，是十分重要的。

选择牙科医院的时候，你是将什么作为参考的呢。邻里的评论、主页的介绍、网络上的评价等，会有各种各样的情报。

只是，想从其中找出能提供帮助的有效情报又相当困难。能提供明确信息的，大概也只有那个牙科医院出了什么问题的时候吧。例如，由于医院的清洁做得不到位、牙科医生压力过大、牙科医生技术不过关等原因，导致牙桥和种植牙跟其他牙齿关系不良，产生不适感。

然而，就算牙科医院没有上述问题。也会有很多患者不能得到满意的治疗。这是因为，每个患者需要的"优秀医生"是不一样的。比如说，就算都是"为了牙周炎去的医院"，"亲人中间有人患了牙周炎很痛苦，所以自己想尽早预防"的人，和"患了牙周炎，吃饭都不舒服"的人，所需要的治疗方式是不同的。

现在，对于只求治疗不适患部的人和包括预防在内希望牙齿长久保持健康的人，所要求的"优秀医生"多半是不一样的。

还有，牙科的治疗虽然很多时候可以返工，但是，如果治疗前没有接受充分的说明，或者患者没能表达好自己的意愿的话，经常会导致实际治疗效果跟期待值有所偏差。

为了防止上述情况的发生，由自己亲自去寻找、选择、确认"优秀医生"，才是最可靠的。

到了牙科医院之后，用自己的眼睛观察医生和工作人员，主动去找医生商量。抓住机会，邂逅能够相处一生的医生，去寻找值得信赖的医生。

如何寻找优秀的医生

虽然有各种各样的情报来源……

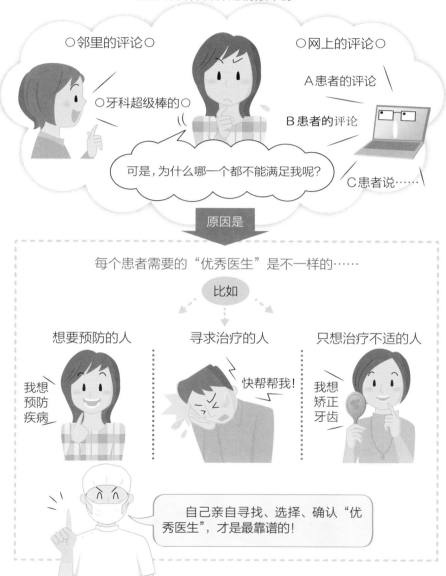

○邻里的评论○

○牙科超级棒的○

○网上的评论○

A患者的评论

B患者的评论

C患者说……

可是，为什么哪一个都不能满足我呢？

原因是

每个患者需要的"优秀医生"是不一样的……

比如

想要预防的人

我想预防疾病

寻求治疗的人

快帮帮我！

只想治疗不适的人

我想矫正牙齿

自己亲自寻找、选择、确认"优秀医生"，才是最靠谱的！

那么，要如何来判断牙科医生是否优秀呢。

首先，绝对不可缺少的是，有能认真听取患者讲述的态度。

每位患者，都是怀抱着各种各样的烦恼到访医院的。这时，为了能从医学方面描述这些问题，并且就解决问题提供指导，不但要了解不舒服的某一部位，全身状态和生活习惯也很重要。这些都是制定治疗计划必不可少的。将这些信息仔细提取出来，并且为患者解决问题，是作为牙科医生最基本的品质。

还有，关于治疗的说明是很好理解的吧。要治疗牙周病，患者自身的努力是不可或缺的。患者充分了解自己的状态，明白怎么做是最好的，这是非常重要的。一位优秀的牙科医生，会热心说明，让患者充分理解治疗方式，并且愿意配合。

去牙科医院看病，医院内和医疗器械是不是清洁的呢？

牙科治疗时，会使用到尖利的器具，时常会有感染的风险。保持器械清洁，应该是最基本的事情。

工作人员的仪容仪表以及应答预约电话时的态度，都是不能忽视的。优秀的牙科医生周围，一定都有一些服务周到、品德优良的工作人员。

还有一点，虽然跟牙科医生的资质无关，不过牙科医院的所在位置也是一大要素。

牙周炎并不是一次就能治愈的，治疗结束之后，也需要定期去医院进行保养。医生的医术再怎么高明，若是因为交通不方便导致不常联系，也是不行的。因此要在自己方便去的地方进行选择。

寻找优秀牙科医生的要点（一）

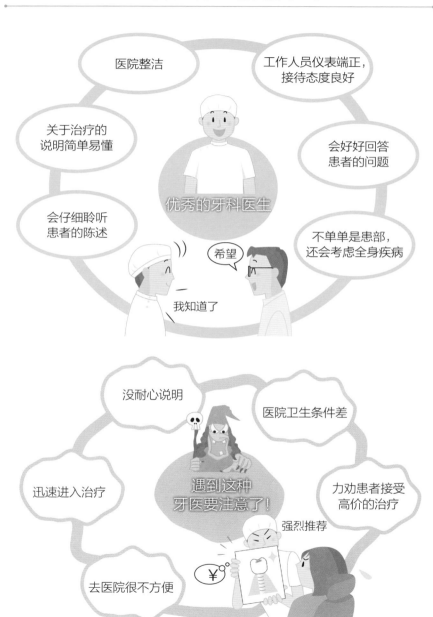

不与牙科医院起冲突

为了找到适合自己的优秀牙科医生，还有一点也许要注意。那就是，牙科医生也有自己擅长和不擅长的领域。

在患者角度，总是把"牙科医生"看作一个整体。我们平时常去的街上的牙科医院，诊察范围也基本包含了牙科的全部范围。

只是，牙科也有细分的专业领域。

简单来说，如果是去大学附属医院等大型医疗机构。就会发现，虽然都是牙科，但是会有矫正牙科和牙周炎门诊等这样细分的诊室。牙科医生也会各自选择专攻的领域，因此每个人擅长与不擅长的领域会有所不同。

特别是牙周炎进展到了一定的严重程度时，是需要高度治疗的，因此选择专攻牙周炎的医生会更可靠。有时私人牙科医生也会选择将更加专业的医疗机构介绍给患者。要好好商量哦。

自行寻找专业医生的时候，要将"牙周病认证医生""牙周病专业医生"作为选择标准。

寻找优秀牙科医生的要点（二）

要知道牙科医生也有擅长和不擅长的领域

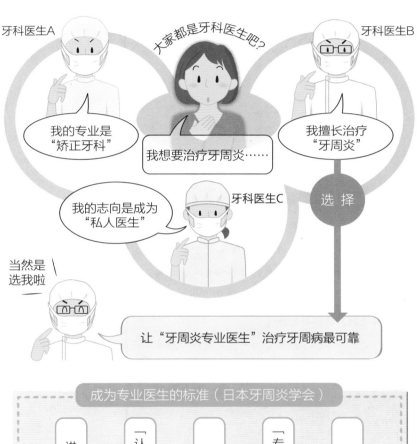

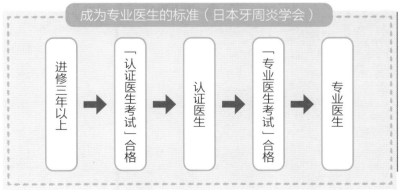

要注意极力推荐种植牙的医生

近年来，种植牙治疗变得越来越普遍了。这么看来，种植牙的外观和使用感觉接近天然牙，对于患者们来说，是一项非常大的优点吧。

只是，治疗牙周炎的时候，若是医生立刻就推荐种植牙治疗的话，大概就要稍微注意一下了。

牙周炎治疗的首要目的是改善症状，尽可能久地延长牙齿的使用寿命。尽管种植牙跟天然牙十分接近，在各种各样的细节上还是比不上自己的牙齿。选择种植牙，终究还是要在不拔牙就无法抑制牙周炎恶化的情况下。

就算拔了牙，种植牙也不是对于所有人来说都是最好的选择。

种植牙之后，跟自己之前的牙齿相比，被细菌感染的风险增高了，因此更不能忽视自主菌斑控制和保养。重度糖尿病和骨质疏松的人，和自己保养有困难的高龄患者等，也有很多不适用种植牙的患者。

除此之外，种植牙治疗并不在保险范畴内，因此治疗费用会很高。

若是牙科医生，将各式各样的条件包含在内，充分考虑过之后提议种植牙的话，是可以采纳的。然而，遗憾的是，其中也有些医生为了种植牙高额的报酬，轻易就将其推荐给患者。

若是医生推荐了种植牙，一定要好好考虑是不是最适合自己的，让医生进行充分的说明，直到说服自己，然后让信赖的医生为自己治疗。

避开种植牙治疗的麻烦

就算拔了牙，种植牙也不见得是最好的选择。想要避开麻烦需要做些什么呢？

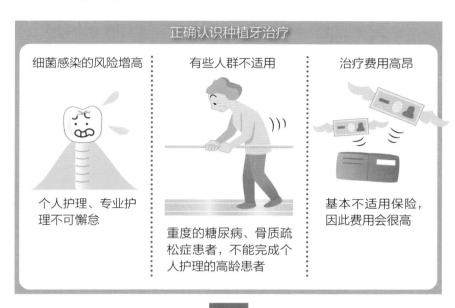

正确认识种植牙治疗

细菌感染的风险增高
个人护理、专业护理不可懈怠

有些人群不适用
重度的糖尿病、骨质疏松症患者，不能完成个人护理的高龄患者

治疗费用高昂
基本不适用保险，因此费用会很高

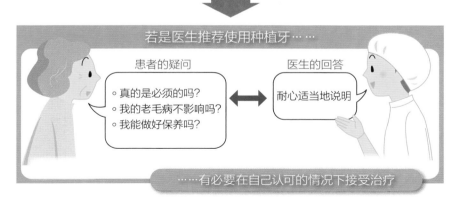

若是医生推荐使用种植牙……

患者的疑问
◦真的是必须的吗？
◦我的老毛病不影响吗？
◦我能做好保养吗？

医生的回答
耐心适当地说明

……有必要在自己认可的情况下接受治疗

治疗前要仔细了解治疗计划

为了跟医生建立良好的关系，接受令自己满意的治疗，仔细听取治疗计划并且充分理解是十分重要的。

治疗结束后，要是出现了"怎么会变成这样""一直这样我可受不了"，这些必须要再次治疗，或者需要去别的牙科医院的话，不单单是医生的问题，很多时候是患者对治疗过程了解不够充分所造成的。

我们总是会有这样的想法："只要接受了治疗就能治好"，然后期待着口腔和牙齿回到当初的健康状态。

然而，装上了填充物和覆盖物这些人工牙的时候，它们无论如何都会有某些方面比不上天然的牙齿。特别是，保险诊疗的时候，跟自费诊疗比起来，材料费会被限制，因此外观和质感会比较不尽人意，也会有很多患者感到不满意。

会造成上述后果，多半是因为患者和牙科医生没有商量妥当，使费用、外观、使用感觉这三者没有达到患者满意的心理要求吧。

还有，要接受牙周形成手术和种植牙，首先要进行基础治疗，状态不改善到一定程度的话，是不能进行手术的。埋进颌骨的种植体跟骨头结合要花上一定时间，因此去医院的时间和次数也会增多。然而，要是患者没有完全理解这些，就会产生"还想让我去医院几次啊"这样的想法。

了解了自己选择的治疗方法、自己正处于治疗的哪个阶段，也可以提高患者进行刷牙等个人护理的积极性。

接受治疗的时候，不要怕麻烦，认真听取理解医生对治疗计划的说明。

 牙周形成手术 让随着牙周炎发展而退化的牙龈恢复原状等，为了改善牙周异常组织形态而进行的手术。

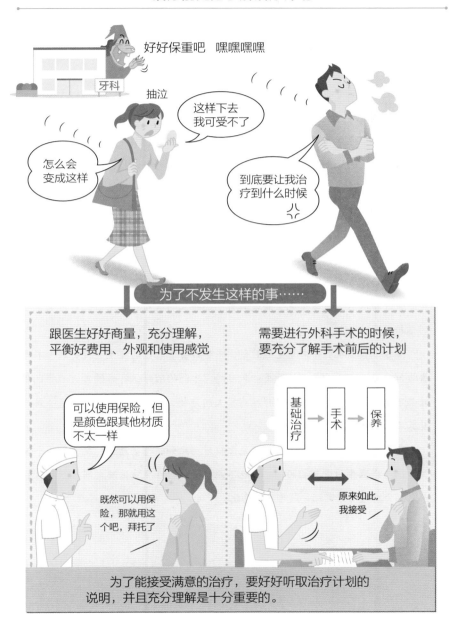

治疗前充分了解治疗计划

好好保重吧 嘿嘿嘿嘿

抽泣

这样下去我可受不了

怎么会变成这样

到底要让我治疗到什么时候

为了不发生这样的事……

跟医生好好商量，充分理解，平衡好费用、外观和使用感觉

需要进行外科手术的时候，要充分了解手术前后的计划

可以使用保险，但是颜色跟其他材质不太一样

既然可以用保险，那就用这个吧，拜托了

基础治疗 → 手术 → 保养

原来如此，我接受

为了能接受满意的治疗，要好好听取治疗计划的说明，并且充分理解是十分重要的。

知情同意书这一概念在医疗方面和患者方面都被大家所熟知，如今任何医疗机构都会就治疗进行详细的说明。

只是，也会有些患者无法理解或者无法接受这些解释说明。

要是有地方觉得"不太懂"的话，一定要再次询问负责自己的齿科卫生士，或者回家之后查查资料，再去询问医生吧。只是，要是对选择的治疗方式本身心存疑虑的话，向其他专业人士寻求意见也不失为一种好方法。

所谓第二医学意见，是第二种意见。也就是说，除了自己主治医生外，听取其他人的不同意见。

虽然前面说过，同为牙科医生，也有各自擅长和不擅长的领域，不过就算面对同一症状，不同医生所认为最佳的治疗方法有时也会有差异。因此，分别听取这些治疗方式的优缺点，可以进行比较，也能加深对自己病情的理解。

通过获取第二医学意见，邂逅与自己合得来的医生，加深自己与原来医生的信赖关系。

找其他专业人员寻求意见的时候，不告诉负责自己的医生也没关系，不过告诉他的话就可以向他借X射线片等资料。牙科的治疗，有时候再次治疗也会效果不佳。而患者通常会对治疗抱有很大的期望，若是医生不能理解这一点，就算不上是个优秀的医生。

只是，不要向过多医生询问意见比较好。比如，有些患者，就算第一个医生和第二个医生的诊断相同，自己也不愿接受，而在多家医院之间辗转。这样一来，会耽误治疗时机导致牙周炎恶化。

用语解说　　知情同意书　医生向患者详细说明了病情、用药情况，并就治疗事宜得到患者的同意。

第二医学意见

第二医学意见指的是"来自其他医生的第二种意见"

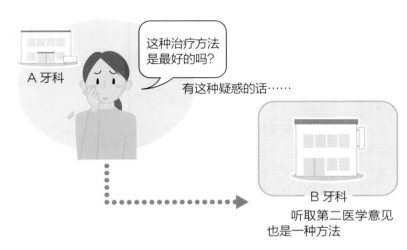

A 牙科

这种治疗方法
是最好的吗？

有这种疑惑的话……

B 牙科
听取第二医学意见
也是一种方法

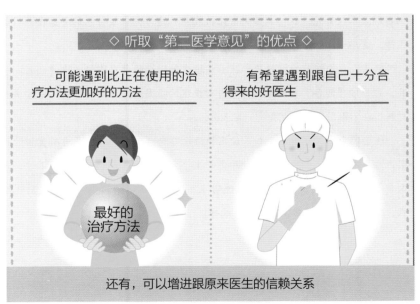

◇ 听取"第二医学意见"的优点 ◇

可能遇到比正在使用的治疗方法更加好的方法

有希望遇到跟自己十分合得来的好医生

最好的治疗方法

还有，可以增进跟原来医生的信赖关系

适用于保险和不保险诊疗

牙科治疗的烦恼之一就是费用问题。牙科的治疗，费用通常是叠加的。而且，还有适用于保险和不保险诊疗方法，使人更加烦恼。

保险诊疗，患者一般只需负担费用的10%~30%，而自费诊疗的费用需要患者全额负担。不过，保险诊疗有一定限制。

举个例子，拔牙之后安装牙桥的时候。想要用保险，就只能选择使用硬质树脂和银钯合金材料。不过若是自费，就可以选择外观跟天然牙相近的"烤瓷牙"和"粉末烧结金属"，还有虽然外观看起来比较显眼，但是硬度接近天然牙，咬合时候不易磨损的"金牙"等，选择面就变广了。

适用于保险材料，不但看起来很显眼，还容易受损，很多时候每隔几年就需要再次接受治疗。自费诊疗的话，不但使用的材料比较好，而且外观自然，咀嚼起来比较舒适。这些都是患者比较在意的地方，应该将它们考虑在内再做选择，这样一来患者对治疗结果的满意度会比较高。

只是，自费诊疗的材料费和技术费跟适用保险的治疗比起来要贵一些。而且，自费诊疗的各种费用是由医院自行设定的，因此就算是同样的治疗方法和材料，在不同医院费用也会有一定差异。

这些因素叠加在一起，如果使用保险诊疗和自费诊疗时，患者所负担的费用产生不小的差异，也许会导致患者产生"牙科治疗太贵"的感觉。不过，产生费用差异的原因，在前文已经说明了。因此，请了解不同治疗方式的优缺点，可以根据自己的经济情况进行选择。

用语解说　**粉末烧结金属**　牙齿的覆盖物，内侧由金属制成，外侧能看到的表面部分由烤瓷覆盖。烤瓷制成的牙冠。

牙科治疗分为两种

1 保险诊疗

自己负担治疗费用的10%~30%

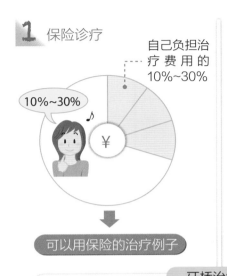

10%~30%

↓

可以用保险的治疗例子

牙桥治疗时

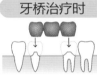

使用硬质树脂和银钯合金材料

优点

在保险范围内的治疗，不出意外的话费用会比较低

缺点

◦ 看起来比较显眼
◦ 容易损坏
◦ 有时需要再次治疗

2 自费诊疗

自己负担全部的治疗费用

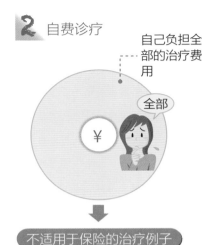

全部

↓

不适用于保险的治疗例子

烤瓷、
粉末烧结金属、
金子

优点

可以使用好材料，接受最新的治疗技术

缺点

◦ 全额自费
◦ 材料费和技术费由医院设定

设定

牙周炎的治疗，如何称得上是成功的呢？

牙科医生尽可能的听取患者各式各样的要求，然后制定治疗计划。不过，这一切的大前提是，患者自身必须要明白，自己想要什么样的治疗效果。

说起牙周炎的治疗，给人感觉目标只有一个。然而，比如说，若是牙周炎进展到需要拔牙的地步，用什么代替缺失的牙齿，跟之后的生活息息相关。

举个例子，有两位患者都选择了保险范围内的假牙。A患者觉得很满意，一直使用着。而B患者却对每天都要取下来清理，以及咀嚼时的感觉感到不满，于是再次接受治疗，选择了更接近自己牙齿的种植牙。那么，A患者是为了节省治疗费用，才一直忍耐的吗？并不是，A患者对自己的可摘局部义齿很满意。而且，A患者作为高龄患者，对需要花费很多时间和需要外科手术的种植牙有抵触情绪。

就像这样，对于不同患者来说，"满意的治疗"也是不同的。

"想要尽量接近自己本来的牙齿"，就算这么想，任何治疗也一定会有缺点。

牙科医生不但要向患者说明治疗是否适用于保险，还要详细说明治疗如何进行、结果如何，以及该治疗方式的缺点。而患者要仔细考虑这些治疗方式会对自己未来生活造成怎样的影响，并且自主做出决定。

治疗牙周炎时最不应该的就是，把一切"交给医生"。毕竟最了解自己生活习惯和经济状况的只有自己。

牙周炎的治疗目标因人而异

所谓牙周炎治疗成功（目标），跟患者个人"能否达到自己追求的状态"有关

 安装了适用于保险的可摘局部义齿

A 患者的情况	B 患者的情况

咔嚓 咔嚓　满足

嘎吱 嘎吱　不满

受不了了！

就这样继续使用可摘局部义齿

再次治疗换用种植牙

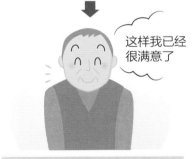

这样我已经很满意了

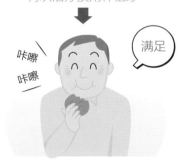

咔嚓 咔嚓　满足

A患者所追求的成功（目标）

B患者所追求的成功（目标）

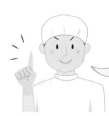

　　不但要看治疗是否适用于保险，还要结合治疗对自己今后生活的影响，最终"自主做出决定"，是非常重要的！

无论何时都要珍视牙齿和身体的健康

治疗后也要养成好的生活习惯，预防复发

想要找到优秀的牙科医生，自己亲自去确认是最好的办法。然后，为了接受最好的治疗，就不该"将治疗全盘托付给医生"，而是应该"参与治疗"，这是十分重要的。

牙科医生和齿科卫生士都是专业人员，关于牙齿和牙周炎，他们拥有丰富的知识。他们会从中筛选出各位患者所需的信息，尽可能用简单易懂的语言传达给患者。

但是，若是遇到一直处于被动状态的患者，就会不可避免地变成单纯的说明。

牙周炎的治疗和预防时最重要的是菌斑控制，也需要患者每天自己进行。牙科治疗，特别是牙周炎的治疗，只有医生一方努力，是不会成功的。然而，很多人都想着"只要接受治疗就可以了"，而后牙周炎再发，最终演变为严重的问题。

将菌斑控制养成日常习惯，并且定期到医院进行保养的患者，牙周炎几乎没有复发的，就算复发，也能在起病初期发现并接受治疗。就算牙桥和种植牙出现损坏，也能在情况变严重之前注意到。

说起来，处于被动治疗的患者，经常会觉得去医院很麻烦，时不时想要偷懒。

要想着"牙周炎的预防主要靠自己，牙科医院只是辅助"，积极主动地进行保养。这样做便是守护自己10年、20年后健康舒适的生活。

为了能永远过上快乐幸福的生活，不放弃、不倦怠，认真地守护牙齿的健康。

治疗牙周炎时"要有参与意识"

养成守护牙齿健康的生活习惯，"参与治疗"的意识是非常重要的

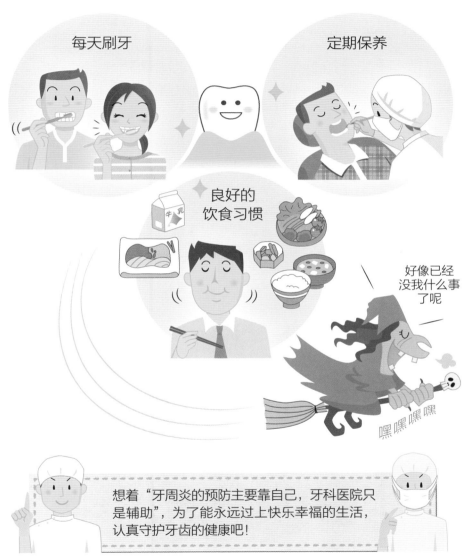

每天刷牙

定期保养

良好的饮食习惯

牛乳

好像已经没我什么事了呢

嘿嘿嘿嘿

想着"牙周炎的预防主要靠自己，牙科医院只是辅助"，为了能永远过上快乐幸福的生活，认真守护牙齿的健康吧！

139

参 考 文 献

● 《超级图解 牙周病》（法研）
  【主编】小野善弘·中村公雄

● 《日本人就是这样失去牙齿的专业医生指导的
牙周病的正确治疗方法》（朝日新闻出版）
【著】日本牙周病学会 / 日本临床牙周病学会

● 《最新牙科卫生士教材 牙周病学 第 2 版》（医
牙药出版）
【主编】全国牙科卫生士教育协会

● 《牙周治疗指南 2015》（医牙药出版）
【编辑】日本牙周病学会

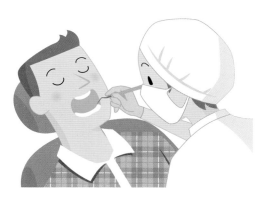

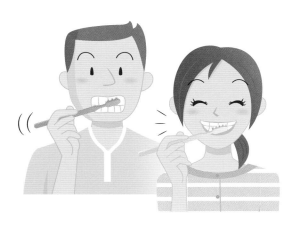